DE LA PÉRIPNEUMONIE.

DE

LA

PÉRIPNEUMONIE

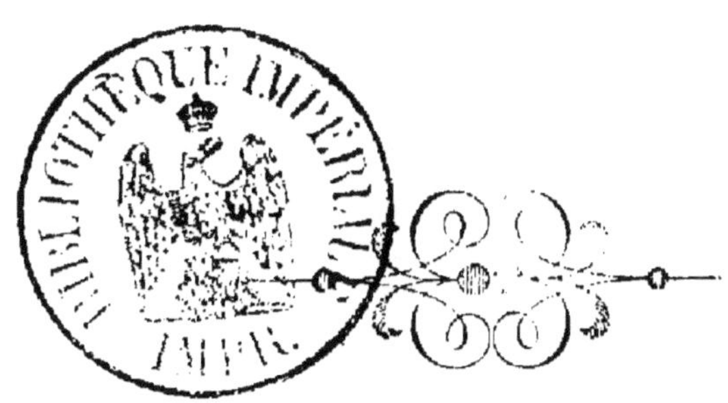

PAIMBŒUF,

IMPRIMERIE D'EUGÈNE FETU.

—

1856.

DE LA PÉRIPNEUMONIE.

Sacrifier l'hygiène de l'animal à la spéculation
c'est exposer un capital que recouvre rarement
la rente.

DÉFINITION.

On donne le nom de Péripneumonie à une maladie transmissible de l'espèce bovine, dont l'organe principal d'élection est le poumon.

Contagieuse et héréditaire, elle a pris la plus grande extension sous l'égide de cette double propriété.

La péripneumonie se localise dans la poitrine, comme la morve dans le nez, comme la clavelée à la peau. Elle n'est point une inflammation franche du tissu pulmonaire ; la morve n'est point une inflammation locale de la membrane nasale ; la clavelée n'est point une simple affection du tissu cutané : ce sont des maladies générales, spécifiques, ayant chacune leurs organes spéciaux de localisation qui les dévoilent lors de leur invasion, de leur apparition.

SIÈGE.

Les poumons, les plèvres et les bronches sont les organes d'élection de la péripneumonie, soit simultanément, soit successivement. L'organe pulmonaire est le principal; il est primitivement atteint dans la généralité des cas; souvent elle atteint les deux lobes pulmonaires à la fois; plus rarement elle n'envahit qu'un seul lobe, semblable en cela à la morve, qui ne fait souvent son éruption que dans une seule narine; dans ce cas, elle se concentre et s'épuise parfois dans un seul côté de la poitrine. Les plèvres et les bronches ne sont atteintes ordinairement que consécutivement à l'organe pulmonaire; cette maladie débute rarement, primitivement par ces annexes des poumons.

NATURE.

De nature spécifique, inconnue par conséquent comme celle de toute maladie virulente, la péripneumonie reconnaît des causes particulières; elle se développe sous l'influence d'un principe spécial susceptible de la reproduire et de la propager; ce germe propagateur, ce contagium réside dans le sang, et a pour véhicul naturel l'air expiré.

Une fois développée sous l'influence de son

principe génératif, la péripneumonie se communique, se propage avec plus ou moins de facilité, suivant les circonstances locales. Elle offre dans son extension générale les caractères généraux des maladies virulentes , comme elle présente dans le cours de sa marche individuelle des caractères propres, distinctifs, qui la différencient de toute autre affection , même de la pleuro-pneumonie franche, et qui , se reproduisant chez la multiplicité des individus qu'elle atteint , lui donnent , selon l'expression de Fodéré, cet air de famille que l'on observe dans la propagation de toute maladie contagieuse.

La péripneumonie prend la forme de l'induration , comme la morve celle du chancre, comme la clavelée celle de la pustule, mais avec cette différence essentielle que l'induration, le chancre, la pustule peuvent être des maladies bornées à certains organes et conséquemment susceptibles de céder à un traitement local ; tandis que, développés dans le cours de la péripneumonie, la morve, la clavelée, ils sont constamment l'expression de maladies générales dont le principe , répandu dans tout l'organisme et bien que susceptible de produire, malgré son identité constante, des effets variables sur des organisations différentes , réclame, pour être efficacement combattu dans les circonstances où il en est susceptible, un traitement qui, pour être rationnel, doit être général.

Ainsi, malgré l'identité de son principe dans tous les cas, la péripneumonie produit donc des effets divers sur des individus différents, de même qu'elle varie de forme en variant de siège : c'est pourquoi, prenant la forme de l'induration dans le tissu cellulaire interlobulaire du poumon, elle prend celle des fausses membranes à la surface des plèvres et des bronches. Toutefois, et quoi qu'il en soit de ces formes, de ces apparences, il est certain que la péripneumonie désorganise ses organes d'élection d'une manière spéciale, ainsi que l'annonçait Diéterichs en 1821. Vers cette époque, Bojanus et Wagensfeld, qui avaient commis l'erreur de considérer la péripneumonie comme une inflammation franche, avaient cependant été assez observateurs pour reconnaître que, dans cette maladie plus que dans toute autre phlegmasie, existait une tendance au dépôt d'une matière plastique organisable au sein du poumon. Diéterichs, qui admit aussi la nature inflammatoire de la péripneumonie, fut plus explicite, plus véridique en disant que cette inflammation existait avec une prédominance de matière plastique organisable dans l'économie, et qu'elle était de nature spécifique. Elle tend, ajoute-t-il, à désorganiser le poumon d'une manière spéciale, ce qui n'a pas lieu dans les maladies inflammatoires ordinaires de cet organe aiguës ou chroniques, et dans aucune espèce d'animal.

Si je ne partage point l'opinion de ces auteurs relativement à la nature inflammatoire de la péripneumonie, j'admets surtout avec Diéterichs la prédominance dans l'économie des fluides blancs, de cette matière plastique organisable qui, en vertu d'une tendance manifestement existante dans l'organisme, se dépose réellement, effectivement et primitivement au sein de la poitrine pour y produire les altérations spéciales si remarquables que l'on y observe. Hastfer avait émis une opinion à peu près semblable à l'égard de la clavelée, en l'attribuant à une surabondance d'humeur qui se porte à la peau (*organe d'élection*).

Pour en revenir à la péripneumonie, si on me demande l'explication de ce dépôt primitif de matière plastique organisable dans la poitrine sans inflammation préalable ? je ne saurais résoudre absolument cette question de physiologie pathologique, ma manière de voir n'étant appuyée que sur les symptômes et la spécificité de la marche et des lésions de cette maladie observés dans l'ensemble des faits que j'ai été appelé à constater ; c'est une conclusion pratique à laquelle il manque encore les lumières de la théorie. On peut pourtant, je crois, poser en thèse générale que c'est l'appareil organique le plus immédiatement, le plus directement influencé par l'action des causes morbifiques générales qui deviendra le siège , le lieu d'élection de la maladie qu'elles engendrent, mais ce n'est encore qu'une hypothèse. Je dirai, à l'égard des lésions de cette maladie, que je ne comprendrais pas qu'une inflammation franche du tissu pulmonaire, quelqu'intense qu'elle fût, produisît, et en quelques jours , comme dans le cas de péripneumonie, cette abondance de fluides plastiques qui envahissent le tissu cellulaire inter-lobulaire du poumon et qui donnent à cet organe ce poids spécifique si remarquable ; et puis, est-ce que dans cette même maladie ce dépôt abondant de fluides blancs ne s'observe pas également dans le cas de gangrène? dira-t-on que c'est le sang en stagnation dans les lobules frappés de gangrène qui produit instantanément cette épaisse couche de matière plastique déposée dans le tissu cellulaire qui les entoure ? je ne puis le croire.

Mais , objectera-t-on , puisque vous attribuez l'induration du tissu cellulaire interlobulaire du poumon à un dépôt primitif de fluides plastiques organisables dans ce tissu , donnez-nous alors l'explication des symptômes pendant la vie et des traces évidentes sur le cadavre de congestion , d'inflammation et de gangrène du tissu pulmo-naire? La voici : l'abondance de ces fluides plas-tiques qui envahissent tout d'abord le tissu cellulaire interlobulaire, isolant, emprisonnant, comme dit M. Delafond (1), chaque lobule pulmonaire, apporte dans un organe aussi vasculaire et compressible que le poumon, un obstacle mécanique à la circulation capillaire si importante de cet organe, la ralentit plus ou moins si elle ne l'arrête complètement et même subitement, ainsi que cela s'observe dans le cas de gangrène. Ces phénomènes inflammatoires, ces lésions ne reconnaissent donc qu'une cause mécanique, une compression et non une cause physiologique, une inflammation franche : ce sont des épiphénomènes à cette affection.

De même des altérations des plèvres et des bronches, elles ne sont point la conséquence de l'inflammation de ces membranes, mais bien déterminées par une exsudation de fibrine à leur surface, pour me servir de l'expression de Wagensfed : véritable transsudation de fluides plastiques primitivement déposés et simulant les fausses membranes plurales et bronchiques. Quant à l'épanchement pleural, il n'est d'abord que le produit d'une infiltration pure et simple de la sérosité séparée de la matière plastique, fibrino-

---

(1) Nous devons avouer ici que le traité publié en 1844 par M. Delafond d'Alfort, nous a fourni d'utiles renseignements, bien que nous différions de cet auteur sur plusieurs points.

albumineuse , déposée et organisée à la surface des plèvres.

Les altérations bien distinctes de la péripneumonie dépendent assurément de sa spécificité et non de l'inflammation ou de la structure particulière du poumon de l'espèce bovine, car la pleuropneumonie ordinaire des mêmes animaux , qui diffère radicalement de la péripneumonie par ses causes, y détermine des lésions bien différentes. Pourquoi ces deux maladies, affectant le même organe, y produisent-elles des lésions distinctes ? C'est évidemment parce qu'elles sont de nature différente, c'est parce que la pleuro-pneumonie franche est de nature inflammatoire et que la péripneumonie est de nature spécifique.

Malgré l'importance dans l'organisme de ses organes d'élection, la péripneumonie n'est pas nécessairement mortelle. Il est même des individus qui résistent à ses atteintes malgré leur exposition à ses causes ; parmi ceux qu'elle affecte il en est qui résistent à son action : chez eux, elle est bénigne, s'épuise d'elle-même, les animaux s'en guérissent pour ainsi dire naturellement ; chez le plus grand nombre elle est maligne, et sûrement mortelle dans un bref délai, si elle ne cède à l'énergie d'un traitement rationnel.

Quoi qu'il en soit de ces variétés, la péripneumonie peut être considérée aujourd'hui comme la plus terrible maladie de l'espèce bovine. Sa gravité, sa contagion, son hérédité, son extension en font un fléau pour l'agriculture. Si elle est moins sûrement, moins promptement mortelle que le typhus et le charbon ; si la contagion en est moins subtile, elle n'en est pas moins effrayante par le nombre de ses victimes et plus redoutable à plus d'un titre pour le cultivateur.

La nature de la péripneumonie fut longtemps méconnue. Il y eut la plus grande divergence parmi les opinions des auteurs. C'est Brugnone, auteur italien en 1789, qui mit sur la voie de sa nature en la qualifiant de contagieuse.

TYPES.

La péripneumonie s'offre sous les types *aigu* (dure de 8 à 12 jours) ; *sub-aigu* (dure de 20 à 30 jours) ; *chronique* (dure 6 mois et plus). Le type sous lequel elle se présente dépend beaucoup de l'influence locale de ses causes, de leur puissance d'action ; cependant elle est susceptible de varier de type sous l'influence de circonstances complétement indépendantes de ses véritables causes, telles que l'action des lieux et celle du tempérament des animaux. C'est ainsi que dans les pays de montagne, où l'air est vif, les plantes succulentes et alibiles, de même que sous l'influence d'un tempérament sanguin-nerveux auquel prédisposent du reste ces influences locales, la péripneumonie s'offre fréquemment sous le type aigu, et présente plusieurs des symptômes de la pleuro-pneumonie aiguë franche ; ce sont ces quelques symptômes de communauté à ces deux affections, qui ne suffisent cependant pas pour établir de confusion entr'elles, qui ont porté un assez grand nombre de praticiens à considérer la péripneumonie comme une inflammation ordinaire du poumon et des plèvres.

Dans les localités basses et surtout humides, ainsi que sous l'influence d'un tempérament lymphatique auxquel elles prédisposent, la péripneumonie offre une marche plus lente ; on constate alors dans son cours des signes non équivoques d'asthénie et même de cachexie ; sous ce rapport, Laubander en 1806 et Amman en 1808, qui ont été appelés à étudier la péripneumonie sous ce type sub-aigu, en désignant cette maladie sous le nom de pneumonie asthénique, ont été aussi bons observateurs que ceux qui crurent à sa nature inflammatoire aiguë pour l'avoir étudiée sous son type aigu.

Ces deux types de la péripneumonie correspondent aux états que l'on a désignés sous les noms de péripneumonie sèche (*type aigu*) et de péripneumonie humide (*type sub-aigu*)

Enfin il est des cas où la péripneumonie, sous diverses influences, suit une marche tellement lente qu'elle en est longtemps obscure ; sa durée alors est longue et toujours difficile à déterminer : tel est le type chronique de cette affection.

En resumé, le type sous lequel se présente généralement cette maladie dépend : 1° de l'énergie de ses causes ; 2° de l'action des lieux ; 3° du tempérament des animaux.

SYMPTOMES.

Caractères généraux. — Lorsque la péripneumonie débute dans un troupeau, elle n'affecte ordinairement qu'un seul animal. Quinze jours ou un mois après, elle en affecte un second ; puis plusieurs presqu'en même temps ; plus tard elle se ralentit, n'apparaît plus qu'à intervalle de trois semaines, un mois sur quelques bêtes isolément, et finit par disparaître. Elle affecte tout aussi bien les jeunes animaux que les adultes et les vieux. Ni les variations de l'atmosphère, ni les changements de saison, de nourriture, et les améliorations apportées à l'hygiène du bétail, ne sauraient en arrêter le cours ; tout au plus s'ils parviennent à en ralentir les progrès, sinon à en amoindrir les funestes effets. On la voit débuter avec violence sur les animaux jeunes, vigoureux, sanguins, et ceux qui sont abondamment nourris ; chez les animaux débiles, lymphatiques, sa marche est plus lente, bien que les terminaisons en soient tout aussi redoutables.

La durée de cette maladie, dans un troupeau, n'a rien de fixe, bien que subordonnée à l'énergie du traitement employé pour la combattre et en prévenir l'extension. Elle a duré six mois, dix mois et même une année dans certaines fermes où je fus appelé tardivement. Sa durée, dans une commune, un canton, lorsque surtout il y existe des pâturages ou abreuvoirs communs, peut être de plusieurs années.

Généralement rebelle, très-difficile à combattre à son début et à sa période de violence, on la voit devenir bénigne vers son déclin, céder alors plus facilement aux remèdes, et les animaux s'en guérir parfois naturellement.

La gravité générale de la péripneumonie varie : elle est en rapport avec l'influence, la localisation de ses causes. le plus ou moins de promptitude apportée tant à leur destruction qu'à l'emploi du traitement rationnel qui doit la combattre. Elle a tué dans des étables le quart et le tiers des animaux, et affecté les deux tiers de ceux qui y étaient renfermés.

Le temps sec et doux la rend bénigne ; les vents froids, l'humidité de l'atmosphère et la chaleur des étables exaltent sa gravité ; sous l'influence de ces dernières circonstances, la péripneumonie est sujette à recrudescence et dans ce cas de recommencer ses ravages avec une nouvelle violence lorsqu'on pouvait en croire les animaux délivrés.

Caractères spéciaux. — On peut poser en principe que toutes les maladies virulentes, malgré leur caractère de généralité dans l'organisme, ont chacune un appareil organique qui les décèle plus spécialement, qui en offre les symptômes les plus différentiels, les plus caractéristiques, et que c'est la constance à se reproduire des symptômes fournis par ces appareils spéciaux dans la propagation de ces diverses maladies, qui leur donne cet air de famille dont nous avons parlé, et qui permet de les reconnaître chez la multiplicité des individus qu'elles atteignent.

C'est pourquoi, une fois connus dans leur mode de manifestation, les symptômes fournis par la respiration, par leur constance, permettent de reconnaître la péripneumonie en toute circonstance.

Ainsi, que la péripneumonie soit bénigne ou maligne; qu'elle s'offre sous le type aigu, sub-aigu ou chronique; qu'elle débute par les poumons, par les plèvres ou par les bronches, ou qu'elle les envahisse simultanément: c'est dans l'appareil respiratoire essentiellement qu'il faut rechercher ses symptômes pathognomoniques.

Nous insistons sur ces symptômes spéciaux dans le but de bien caractériser la péripneumonie; pour ce même motif, nous attachons peu d'importance à certains symptômes qui ne sont pas constants ou qu'elle a de communs avec les affections ordinaires de la poitrine. C'est ainsi, par exemple, que l'appareil digestif qui, dans le cas de péripneumonie maligne et sous les types aigu et sub-aigu, joue un rôle important dans la production des symptômes, n'est que peu ou point influencé dans le cas de péripneumonie bénigne ; souvent l'animal conserve l'appétit et continue à manger pendant tout son cours ; de même de la météorisation et de la constipation qui se font aussi observer parfois : ces symptômes ne sont ni constants ni spéciaux ; on peut également les observer dans les cas de pneumonie et de pleuropneumonie franches ; je le répète donc, les symptômes constants, expressifs dans tous les cas, sont fournis par la respiration exclusivement.

J'ajouterai, pour l'appréciation de la valeur des symptômes produits et pour compléter tous renseignements à ce sujet, que la péripneumonie, soit qu'elle débute par les poumons, par les plèvres ou par les bronches, reste bien rarement isolée, bornée à l'un de ces organes ; le plus souvent au contraire, à moins qu'elle ne soit efficacement combattue dès son début, elle se transmet en quelques jours soit des poumons aux plèvres, soit des plèvres aux poumons, soit des bronches aux poumons ; c'est donc presque constamment une

maladie à double et triple siège que la péripneumonie, et les symptômes observés dans la généralité des cas sont conséquemment l'expression
de cette extension.

Description. — 354 ans avant Jésus-Christ,
dans son histoire des animaux, Aristote disait :
« Les bœufs qui vivent en troupeaux sont sujets à
» une maladie pendant laquelle la respiration s'é-
» chauffe et devient plus fréquente ; les oreilles
» sont pendantes, ils ne peuvent pas manger ;
» elle les fait périr promptement ; en les ouvrant
» on leur trouve le poumon gâté. »

Telle est la description fort incomplète, mais
exacte et méthodique, qu'Aristote nous donne
de la péripneumonie il y a vingt-deux siècles.

Malgré ces précieux renseignements, fruit de
l'observation, la pathologie fut si lente dans ses
progrès qu'il faut arriver jusqu'en 1769 pour
trouver une description quelque peu détaillée de
cette affection, faite par Bourgelat.

Ainsi, depuis Aristote jusqu'à Bourgelat, l'é-
tude de la péripneumonie, malgré les fréquents
ravages qu'elle dût occasionner dans les troupeaux,
fut à peu près complètement abandonnée. Depuis
Bourgelat il est peu de maladies sur lesquelles on
ait plus écrit. C'est donc en quelque sorte la
notice de cet homme célébre qui a donné l'impul-

sion au sujet des connaissances successivement acquises sur cette cruelle affection.

Nous allons donner la description de la péripneumonie débutant par l'envahissement des poumons, et son extension aux plèvres, qui est le cas le plus ordinaire ; nous l'examinerons ensuite lors de son début assez rare par les plèvres ou par les bronches. Nous décrirons les symptômes dans l'ordre de leur importance, de leur spécification ; en ajoutant à la vivacité de l'expression, nous croyons cette méthode plus susceptible d'une peinture fidèle, exclusive, permettant de bien saisir cette maladie et de la distinguer, malgré ses éléments de confusion, des affections inflammatoires franches de la poitrine.

Nous lui reconnaîtrons trois périodes : 1ª le début ; 2º l'état ; 3º les terminaisons.

Début. — Le premier symptôme qui annonce l'apparition de la péripneumonie sur une bête bovine, c'est une respiration fréquente : elle a quelque analogie avec celle d'un animal en santé soumis à une course de quelque durée ; une toux sèche l'accompagne généralement, mais elle n'est pas constante ; les parois pectorales ne sont encore que peu ou point sensibles, mais l'on constate déjà une légère matité, et un bruit de souffle plus ou moins fort se passe dans l'arbre bronchique ; assez souvent il y a orgasme de l'appareil génital, et qu'une copulation, rarement féconde´. calme difficilement. Le pouls n'est pour ainsi dire point accéléré, les muqueuses apparentes non injectées, et la bouche fraîche; l'animal mange, boit, rumine encore ; chez la vache, la sécrétion de lait continue; l'extérieur de l'animal, s'il n'annonce pas une santé parfaite, en est si près que pour le cultivateur il n'y a pas de différence. Une accélération notable sans autre caractère de la respiration, et une toux sèche, sont donc, eu égard à leur spécification et à l'habitude extérieure de l'animal, sinon les seuls, du moins les principaux symptômes accusateurs du début de la péripneumonie.

Etat. — Au bout d'un temps variable, mais toujours assez court, pouvant se limiter à trois jours sous le type aigu, et à huit jours sous le type sub-aigu, la péripneumonie s'accuse par une série de symptômes nouveaux qui en caractérisent le progrès. La respiration, alors, est non seulement accélérée, mais légèrement entrecoupée; la toux est plus fréquente, se faisant entendre de préférence le matin et le soir ; l'animal se plaint. Les parois costales sont sensibles à la pression, il y a matité dans les endroits correspondant aux parties de poumon malades, et le bruit de souffle y est très-percevable ; les parties saines, au contraire, font entendre une forte respiration supplémentaire. Si la péripneumonie n'attaque qu'un seul lobe pulmonaire, ainsi que cela s'observe assez souvent, un fort bruit de frottement accuse le poumon malade, tandis qu'une forte respiration supplémentaire permet de reconnaître le côté sain.

Des gargouillements forts et fréquents se font entendre dans l'abdomen. L'appétit diminue et cesse même le plus souvent ; la rumination s'abolit et la sécrétion du lait se tarit graduellement. A cette époque l'animal reste constamment debout et s'éloigne de sa mangeoire ; le mufle se dessèche, et la température du corps, surtout celle des oreilles et des cornes, est tantôt chaude, tantôt froide ; l'épine dorsale pincée en arrière du garrot accuse une vive sensibilité ; sa flexion très-manifeste et de quelque durée est ordinairement accompagnée d'une plainte ; la peau s'attache aux côtes et les poils se ternissent ; toutefois, dans la production de ces symptômes alarmants, l'extérieur de l'animal semble peu y participer, il y a quelque chose de négatif dans son expression ; le port de la tête, l'expression des yeux, les mouvements de l'animal sont trompeurs à ce point que, sous le type sub-aigu surtout, l'animal a encore la démarche aussi assurée ; la sensibilité externe semble s'être conservée, car l'animal se débarrasse des insectes avec la même activité, sinon avec la

même énergie qu'en santé. Au lieu d'être profondément triste et abattu comme dans certains cas
d'inflammation franche, l'animal, bien qu'atteint
ici d'une maladie aussi grave, en impose extérieu-
rement ; la fièvre, même sous le type aigu et chez
les sujets sanguins, est généralement peu carac-
térisée, du moins le pouls n'offre rien de bien
important à noter ; c'est presqu'une maladie apy-
rétique, tant la fièvre est peu en rapport avec la
gravité de cette affection ; on dirait que l'animal
a peu la sensation de son mal, il semble seulement absorbé dans un malaise indéfinissable : je
ne saurais mieux caractériser l'expression générale du malade dans l'ensemble des signes qu'il
offre, qu'en disant que c'est une combinaison de
signes négatifs et de signes affirmatifs ; en effet,
à côté des symptômes alarmants produits surtout
par la respiration, et considérés comme les véritables signes affirmatifs de la gravité du mal et de
la rapidité de sa marche, il y a l'habitude extérieure de l'animal, qui tend à déguiser cette gravité réelle sous des signes négatifs.

Au bout de quelques jours de cette seconde
période, la péripneumonie, arrivée à son summum
d'intensité, suit une marche décroissante ou s'aggrave de plus en plus pour conduire les animaux
à la mort. A cette période les vaches sont susceptibles d'avorter, ce qui aggrave toujours cette

maladie , attendu que le sang qui se portait à la matrice reflue alors vers la poitrine. A ce summmum de développement aussi , et malgré le peu de temps de l'existence constatée de la maladie, l'animal peut offrir déjà les symptômes d'une véritable phthisie ; même avancée , tant la marche de cette affection est rapide et son influence marquée sur l'organisme ; à cette époque la respiration est donc très-visiblement accélérée, élevée, saccadée, la maigreur souvent extrême et la peau fortement adhérente aux côtes ; ces symptômes, par la promptitude de leur apparition , permettraient de définir encore la péripneumonie sous les types aigu et sub-aigu , une phthisie à marche rapide. Je ferai observer, toutefois , que la maigreur qui survient dans le cours de la péripneumonie n'a pas, pour le pronostic, la même valeur que celle qui survient dans le cas de pneumonie et de pleuro-pneumonie franches ; en effet, les animaux y deviennent parfois d'une maigreur effrayante, et cependant s'en rétablissent assez aisément , assez rapidement, une fois que le principe de cette maladie a épuisé son action à lutter contre l'organisme.

Ainsi , une marche rapide cachée sous un dehors plus ou moins trompeur, telle est l'idée générale que je me suis faite de la péripneumonie.

Gangrène. — C'est lors de son début par les

poumons et sous son type aigu que la péripneumonie se complique parfois de gangrène. Elle a
lieu lorsque la péripneumonie débute avec violence, ainsi que cela s'observe chez les animaux
jeunes, sanguins ; dans ce cas, les fluides plastiques déposés subitement et en abondance dans le
tissu cellulaire interlobulaire du poumon, com-
priment fortement les lobules pulmonaires qu'ils
entourent, y déterminent l'arrêt brusque de la
circulation capillaire, dont la conséquence, au
bout d'un ou deux jours, est la gangrène, dans un
plus ou moins grand nombre de lobules.

Cette grave complication, bien que partielle
dans tous les cas, se termine le plus souvent par
la mort, qui arrive dans les huit jours. On reconnaît cette complication de la péripneumonie à la
promptitude de son évolution, à la rapidité de sa
marche ; elle parcourt sa première et sa seconde
période en quelques jours. La vitesse de la respiration, d'abord, qui devient promptement entrecoupée ; la petitesse du pouls ensuite, jointe aux
battements de plus en plus sensibles du cœur ;
l'odeur fade puis fétide de l'air expiré, un jetage
de matières infectes, colorées et expulsées en a-
bondance pendant la toux ; enfin un mucus odo-
rant s'écoulant par les commissures des lèvres
sont les symptômes qui la confirment.

C'est cette forme de la péripneumonie qu'observait Chabert en 1791. Si ce grand praticien commit une erreur, c'est d'avoir considéré l'exception pour la règle, car la gangrène étant fort rare, il n'eut pas dû généraliser la péripneumonie sous cette forme exclusivement en la qualifiant d'essentiellement gangréneuse ; sa réserve à cet égard eut sans doute préservé un grand nombre de victimes.

2° *Plèvres.*— Il est des animaux qui, ayant subi l'influence de la prédisposition à la péripneumonie, se trouvent exposés brusquement à l'action de causes dont l'effet se fait sentir plus spécialement sur les plèvres; dans ce cas, la péripneumonie, contrariée dans son évolution par l'influence de cette cause intempestive, débute par les plèvres, mais elle ne tarde pas à se communiquer à l'organe pulmonaire.

Ce début est annoncé par une respiration petite, vite, difficile ; par la sensibilité plus grande à la pression des parois costales ; une inspiration courte, l'absence de la toux ou l'audition d'une toux petite, sèche et avortée ; les animaux cessent presque subitement de manger et sont dans un état d'anxiété très-visible ; ce début de la péripneumonie est plus grave, parce qu'il est d'observation que les lésions produites dans les plèvres sont toujours plus difficiles à combattre

3° *Bronches.* — Ce début de la péripneumonie

a de l'analogie avec ce qu'on appelle le cornage.
La respiration seule, en effet, offre de l'irrégula-
rité fonctionnelle : le bruit et la difficulté de la
respiration caractérisent ce début, la toux n'offrant rien de particulier ; l'extérieur de l'animal
présente l'apparence de la santé, si ce n'est que
la tête est portée au vent ; l'appétit est conservé
et la sécrétion laiteuse peu ou point diminuée ; il
n'existe aucun signe évident de fièvre. La respiration devient de plus en plus anxieuse, bruyante,
laborieuse et entrecoupée ; la matière plastique
déposée à la surface des bronches s'organise, y
forme d'épaisses couches membraniformes qui
gênent singulièrement la respiration. Les parois
de la poitrine ne sont que peu ou point sensibles.
Au bruit de souffle percevable tout-à-fait au début, succède le râle bronchique humide qui, étant
percevable à plusieurs pas de l'animal, contrarie
ou empêche la perception de tout autre bruit de
la poitrine.

Si la péripneumonie est vigoureusement attaquée à ce début, vers le deuxième jour des débris
de ces fausses membranes sont évacués par les
naseaux, et les animaux sont bientôt guéris. Si la
maladie persiste, au bout de trois à quatre jours
elle se transmet à l'organe pulmonaire. La respiration alors devient plus laborieuse, la toux reste
sèche et le jetage par les naseaux continue ; la

peau adhère aux côtes et les poils commencent à se ternir ; au bout de cinq à six jours de cette seconde période, les flancs battent avec violence, la respiration s'effectue avec beaucoup d'efforts respiratoires ; les animaux tiennent la tête dans une extension continuelle pour mieux respirer ; ils rejettent en abondance, pendant la toux, des mucosités épaisses , jaunâtres , parfois recouvertes de stries de sang, et qui proviennent des fausses membranes existant dans les tuyaux bronchiques; enfin l'animal ouvre la bouche pour mieux respirer, et bientôt après il expire en offrant les symptômes d'une véritable asphyxie.

Cependant la péripneumonie débutant par les bronches n'offre pas autant de gravité que lorsqu'elle débute par les poumons ou les plèvres ; sa gravité , lorsqu'elle envahit primitivement les bronches, provient principalement, sinon exclusivement, de l'obstacle apporté dès le début à l'hématose générale , par la présence , la formation prompte de ces épaisses couches membraniformes qui obstruent les tuyaux bronchiques ; ces lésions peuvent plus facilement être combattues.

Terminaisons. — La péripneumonie telle que nous venons de l'étudier, et eu égard à sa nature , ne reconnaît que trois terminaisons qui sont dans l'ordre de leur fréquence : 1° la résolution ; 2° la mort ; 3° la chronicité.

1° *Résolution*. — Cette terminaison a lieu soit naturellement lorsque la péripneumonie est bénigne, et lorsque, bien que maligne, elle cède à l'activité du traitement qu'on lui oppose. Cette heureuse terminaison est annoncée par une diminution graduelle de ses symptômes et leur disparition successive. Généralement lorsque la maladie est attaquée dès son début, les animaux peuvent être rétablis au bout de huit jours ; tandis que sous sa seconde période, la convalescence peut durer un mois.

2° *Mort*. — Cette terminaison s'observe lorsque la péripneumonie maligne n'a pas été efficacement, énergiquement combattue, soit à cause de l'emploi d'un traitement irrationnel ou dont le traitement, bien que rationnel, a été usité tardivement ; enfin dans le cas de complication de gangrène, qui détermine les lésions les plus rebelles. La mort est pressentie par la persistance et l'aggravation de tous les symptômes observés pendant sa seconde période, et en outre sous le type sub-aigu, par l'apparition d'œdèmes sous-cutanés au poitrail, sous la poitrine, sous la ganache, aux membres, et qui accusent l'état de cachexie où se trouve alors le suc nourricier. La respiration devient de plus en plus accélérée, élevée, saccadée, s'accompagnant d'une forte torsion des faussses côtes : ce symptôme est surtout très-saisissable lors de l'accumulation d'une plus ou moins grande quantité de liquide dans les sacs pleuraux ; bientôt les flancs battent avec violence , la maigreur devient extrême , la face se grippe, un râle particulier se passe dans l'arbre bronchique , les animaux étendent la tête et ouvrent la bouche pour mieux respirer ; une salive abondante s'écoule par les commissures des lèvres ; la marche devient chancelante et les animaux sont promptement essoufflés ; ils ne peuvent non plus rester couchés, tant la suffocation est imminente ; les yeux deviennent brillants; les animaux se défendent souvent lorqu'on veut leur faire prendre quelques tisanes ; enfin les forces leur manquent, ils ne tardent pas à tomber et à mourir comme asphyxiés.

On peut même dire que dans tous les cas de mort , excepté celui déterminé par la gangrène , c'est à une asphyxie lente que succombe le malade , l'importante fonction de l'hématose étant constamment, pendant tout le cours de la maladie, plus ou moins incomplète , insuffisante et enfin impossible. La mort arrive généralement du huitième au douzième jour sous le type aigu , tandis que sous le type sub-aigu les animaux ne succombent pas avant le vingtième ou le trentième jour.

3° *Chronicité*. — Lorsque la péripneumonie, sous ses types aigu et sub-aigu, n'a pas été énergiquement combattue, et que par suite de l'insuffisance du traitement , elle persiste pendant plusieurs mois, on appelle cette prolongation , l'état chronique ; indépendamment de cette circonstance, la péripneumonie est susceptible de débuter tout d'abord sous le type chronique.

Afin de la distinguer de la phthisie pulmonaire ordinaire , suite d'inflammation franche , de la phthisie tuberculeuse et de la phthisie calcaire , nous la désignerons avec M. Delafond sous le nom de phthisie péripneumonite.

Scientifiquement parlant , ces quatre espèces de phthisies diffèrent radicalement les unes des autres par leurs causes , ainsi que par leurs lésions , mais elles offrent tant d'analogie par leur gravité, leurs effets et la possibilité de leur dissimulation par un dehors trompeur aux yeux des personnes peu exercées, que pour tous les vétérinaires, aujourd'hui, il n'est plus permis d'admettre que le législateur de 1838 , qui , en créant la loi modificative des vices rédhibitoires, avait surtout en vue l'intérêt général , eut voulu restreindre le mot phthisie pulmonaire ou pommelière à une seule espèce ; il y a même, pour la pratique, une telle difficulté de distinction des diverses espèces de phthisies sur l'animal vivant , que la loi nouvelle, qui devait réprimer les abus et venir en aide aux acheteurs de bonne foi , eut sûrement manqué son but en voulant l'établir.

Ces quatre espèces de phthisies devaient donc nécessairement , pour satisfaire à l'intention du législateur, être comprises parmi les vices rédhibitoires , et vu leur ressemblance de siège principal et d'effets, être confondues, sans trop choquer les étymologies, sous le nom de phthisie pulmonaire ou pommelière.

Afin d'établir, au point de vue de la législation, une fusion plus complète de ces diverses phthisies et de les faire considérer comme un seul vice rédhibitoire , dans les requêtes que je fais adresser aux juges de paix lors de l'achat d'animaux phthisiques , j'y fais introduire parfois le mot vulgaire et générique de poitrinaire, qui est communément employé par les cultivateurs, et qui dénomme suffisamment le vice à constater.

La péripneumonie sous son type chronique offre les mêmes symptômes essentiels que sous ses types aigu et sub-aigu , mais moins véhéments ; ce type ne diffère en réalité que par la lenteur avec laquelle la maladie, dans ce cas, parcourt ses périodes, et par la plus grande difficulté d'une guérison : c'est ainsi que, depuis le moment où la respiration est seulement fréquente jusqu'à l'époque où elle est très accélérée, élevée, saccadée et l'animal dans le marasme , au lieu d'être d'une durée de douze ou trente jours , comme sous ses deux premiers types , cet intervalle pourra être

de six mois , un an même. Sous ce type la péripneumonie suit une marche tellement obscure
qu'elle peut avoir franchi une période de plusieurs
mois avant que le cultivateur s'en aperçoive.

De même, de la gravité de ce type , il est impossible de prévoir un succès, même par l'emploi
du traitement le plus rationnel ; cependant je
considère la péripneumonie chronique moins grave
que les autres espèces de phthisies , d'après cette
observation que j'ai pu faire , c'est que le germe
de la péripneumonie , quel qu'en soit du reste le
type, semble avoir une action , une durée limitée sur l'organisme , et que lorsque , comme cela
s'observe sur des individus non prédisposés , les
animaux ont eu la force d'y résister , ils entrent
inévitablement , nécessairement en convalescence
et s'en rétablissent ainsi d'eux-mêmes dans un
temps plus ou moins long , ce qui ne s'observe
pas habituellement pour les autres espèces de
phthisies. Ainsi le germe de cette maladie est donc
susceptible , même sous son type chronique , d'é-
puiser son action en luttant contre l'organisme,
et les animaux de s'en rétablir naturellement a-
près une plus ou moins longue convalescence.
C'est toujours le même germe, ce sont les mêmes
symptômes , mais se reproduisant ici dans un
temps beaucoup plus long , et c'est toujours aussi
sous ce type chronique une combinaison de signes

affirmatifs offerts surtout encore par la respiration, et de signes négatifs ici très-frappants qu'offre l'habitude extérieure de l'animal.

Tel est l'ensemble des symptômes de la péripneumonie considérée sous ses divers débuts, sous
ses divers types et sous ses diverses terminaisons.

LÉSIONS.

La matière plastique, qui en se déposant et s'or-
ganisant tant dans le tissu cellulaire interlobulaire
des poumons qu'à la surface des plèvres et des bronches, forme les lésions les plus constantes, les plus
caractéristiques de la péripneumonie (on la rencontre même chez le fœtus) varie par son abondance,
sa couleur, sa consistance et sa densité suivant son
degré d'ancienneté. C'est ainsi que de jaunâtre d'a-
bord, elle devient blanchâtre et d'autant plus blanche, dense, résistante qu'elle est plus ancienne.

De même du liquide pleural, il varie de quantité,
de couleur , de limpidité avec son ancienneté :
c'est ainsi que de jaunâtre, trouble , parfois sanguinolent , il devient plus tard lactescent et finit par
n'être que de la sérosité claire ; sa quantité varie
depuis deux jusqu'à vingt litres et plus , et il a la
propriété de se coaguler par le refroidissement.

Les altérations des lobules pulmonaires, qui ne
sont que consécutives, avons-nous déjà dit, éprou-
vent consécutivement aussi des modifications en
rapport avec leur ancienneté : c'est ainsi que les

lobules pulmonaires affectent successivement les couleurs rouge , brunâtre , noire ; plus tard ils deviennent grisâtres , puis blanchâtres en s'atrophiant de plus en plus.

Dans le cas de pleuro-pneumonie franche, c'est l'afflux primitif du sang dans les lobules pulmonaires qui détermine les lésions primitives et principales du poumon , lésions qui ont été assez bien décrites par Tissot du Jura ; en effet , dans ce cas le poumon, au début, est d'un rouge noir, hépatisé et grenu à la manière du foie et infiltré de sang ; il adhère aux côtes par de fausses membranes minces demi-transparentes ; le liquide pleural est rougeâtre sanguinolent ; tandis que dans le cas de péripneumonie , c'est l'afflux primitif des fluides plastiques dans le tissu cellulaire interlobulaire de cet organe qui détermine les lésions primitives et principales. M. Delafond a bien apprécié la gravité de ces dernières lésions lorsqu'il dit (page 71 de son traité) : « Cette al- » tération du tissu cellulaire interlobulaire, qui » commence par un état œdémateux et se ter- » mine par une induration blanche, est grave, la » résolution en est toujours difficile à obtenir. »

1° *Poumons*. — Que la péripneumonie atteigne un seul ou les deux lobes pulmonaires, elles les a souvent promptement envahis. Le poumon alors remplit la presque totalité de la cavité pectorale, aux parois de laquelle il adhère par d'épaisses couches membraniformes qu'il faut couper pour l'en extraire; il a la forme et le volume d'un poumon sain soufflé, avec cette différence, toutefois, explicative de la diversité de leur poids, que son volume ici dépend de la dilatation des vésicules pulmonaires par l'air introduit, tandis que dans le cas de péripneumonie, son volume, loin d'être dû à la distension de ces vésicules, dépend de l'abondance des fluides plastiques déposés dans les larges aréoles du tissu cellulaire interlobulaire qu'ils remplissent, en comprimant, puis plus tard en atrophiant les lobules pulmonaires, qu'ils resserrent de plus en plus.

Débarrassé des fausses membranes qui adhèrent à sa surface, le poumon apparaît alors marqueté de rouge, de brun, de jaune et de noir. Il est très lourd, son poids spécifique est quatre ou cinq fois plus grand que celui d'un poumon sain. Son tissu est compacte, dur et résiste à la déchirure; des sections pratiquées en différents sens dans son épaisseur ne donnent écoulement qu'à une petite quantité de liquide séro-sanguinolent parfois mousseux; les lobules pulmonaires malades se montrent alors roses, rouges ou bruns, et sont encadrés par des bandes jaunâtres ou blanchâtres dont la consistance et l'épaisseur varient; elles sont formées par les fluides plastiques primitive-

ment déposés dans le tissu cellulaire interlobulaire. Cette altération du tissu cellulaire commence par un état œdémateux et se termine par
une induration blanche de ce tissu ; on peut dire
que cette altération offre en général les diverses
phases de l'induration des tissus vasculaires ; la
résorption de ces fluides blancs est lente et difficile
à obtenir, surtout lorsqu'ils ont acquis une certaine solidité. Les lobules pulmonaires renfermés
dans chacun des encadrements blancs et indurés
du tissu cellulaire qui les entoure , sont susceptibles d'affecter les couleurs rose vif , brun noirâtre, rose pâle ou blanchâtre : ces diverses nuan-
ces indiquent des altérations correspondant à
l'état récent, ancien ou très ancien de la péripneumonie.

La couleur rose vif , la crépitation , la résistance à la déchirure des lobules pulmonaires , et
l'état œdémateux du tissu cellulaire interlobulaire
qui les emprisonne et les sépare , caractérisent
l'état récent de la péripneumonie.

La couleur brun noirâtre , parfois livide , la
fermeté, la pesanteur , la déchirure plus facile
sans écoulement de sang des lobules , avec induration du tissu cellulaire interlobulaire, caractérisent des lésions de quinze jours à un mois.

Enfin la couleur rose pâle ou blanchâtre du
tissu pulmonaire , l'atrophie des vésicules déter-

minée par la compression permanente qu'exerce l'induration du tissu cellulaire qui les entoure et qui augmente de plus en plus de volume , de dureté et de résistance : telles sont les caractères de la péripneumonie après plusieurs mois , et observés généralement sous le type chronique.

Ces lésions peuvent se trouver réunies , intercalées sur un même poumon, tandis qu'en d'autres cas elles offrent de l'uniformité , soit que la maladie ait envahi tout un lobe pulmonaire, soit seulement des parties des deux lobes. Dans tous les cas cet ensemble de lésions , tant des lobules pulmonaires que du tissu cellulaire qui les environne, donne au poumon coupé une couleur marbrée.

L'observation a démontré que le lobe pulmonaire gauche est plus fréquemment atteint que le lobe droit, et que lorsqu'ils ne sont l'un et l'autre affectés que partiellement, ce sont les parties inférieures de chaque lobe qui en sont atteintes. Toutefois je ferai observer que la déclivité ici ne joue qu'un rôle secondaire dans cette préférence de siège des parties inférieures , puisque la péripneumonie envahit parfois tout un lobe pulmonaire et que l'autre lobe reste sain.

2° *Plèvres.* — Les fluides plastiques déposés à la surface des plèvres y forment d'épaisses couches membraniformes , rugueuses, ayant l'apparence d'une pâte à moitié cuite. Ces fluides recouvrent les plèvres dans une plus ou moins grande partie de leur étendue, mais presque constamment celle qui recouvre le poumon ; ils attachent fortement cet organe soit au diaphragme, soit aux côtes ; dans ce dernier cas, à peine a-t-on désarticulé quelques côtes que l'on est frappé de l'abondance et de l'aspect de ces fluides organisés à la surface de la séreuse. Si on enlève ces fausses membranes, on aperçoit la plèvre injectée, arborisée, d'un rouge intense et même livide ; en dessous de la plèvre qui recouvre le poumon, le tissu cellulaire sous-pleural est injecté et ses aréoles remplies de la matière plastique indurée, et doublant la plèvre jusqu'à lui donner l'épaisseur d'une pièce de cinq francs.

La couleur jaunâtre, le peu de résistance de ces pseudo-membranes, ainsi que la couleur trouble, jaunâtre, parfois sanguinolente du liquide pleural, quelle qu'en soit la quantité, sont des lésions correspondant à l'état récent de la péripneumonie.

La couleur blanchâtre, la plus grande résistance de ces fausses membranes jointes à une couleur blanche tirant sur le lait du liquide pleural sont des lésions de quinze jours à un mois.

Enfin la couleur blanche, la vascularisation, la grande résistance de ces couches membraniformes, la transparence du liquide pleural, accusent des lésions de plusieurs mois et observées généralement sous le type chronique.

Des poches closes à parois formées par de fausses membranes plus ou moins organisées et renfermant de un à deux litres de sérosité se montrent parfois dans le médiastin antérieur ou dans le postérieur.

L'analyse faite par M. Lassaigne de ces pseudo-membranes a démontré qu'elles sont principalement constituées par de la fibrine et de l'albumine, d'une faible portion de matière grasse analogue à celle du sang, et de quelques sels alcalins et salins-terreux.

Le liquide pleural a été trouvé aqueux et albumineux, tenant en dissolution quelques sels alcalins et terreux.

3° *Bronches.* — Lorsque la péripneumonie atteint les bronches, la muqueuse des divisions bronchiques d'un ou des deux lobes pulmonaires est tapissée par des couches membraniformes, fibrino-albumineuses, blanchâtres, adhérentes et tellement épaisses qu'elles oblitèrent souvent ces conduits aériens. Ce sont des débris de ces pseudo-muqueuses qui sont parfois expulsés au dehors par les naseaux pendant la toux. En dessous de ces transsudations plastiques la muqueuse est d'un rouge livide, violacé ; elle est vivement injectée et ecchymosée dans son épaisseur et à sa surface. Les lobules pulmonaires auxquels se rendent les divisions malades sont d'un rouge vif, fortement injectés et entourés d'une couche de matière plastique plus ou moins épaisse.

Les ganglions bronchiques sont. blanchâtres, pénétrés de sérosité et d'un volume variable, suivant l'ancienneté de la maladie , mais ayant acquis souvent celui d'un œuf de poule et plus.

On rencontre dans leur épaisseur des dépôts de lymphe altérée.

Le péricarde renferme souvent un liquide citrin dans lequel nagent des flocons fibrino-albumineux. Des fausses membranes ayant l'apparence de petites granulations se montrent parfois à la face interne de la séreuse de cette poche. Le cœur n'offre jamais rien de notable, mais le sang retiré dès le début de la maladie a souvent une légère teinte de lavure de chair ; plus tard il devient plus foncé sans être plus épais, par suite de la difficulté de l'hématose ; les muscles sont un peu moins rouges et moins fermes que dans l'état de santé ; le tissu cellulaire sous-maxillaire , soustrachéal, sous-sternal, offre souvent une infiltration séreuse qui constitue les œdèmes que nous avons signalés comme symptômes de l'état de cachexie du suc nourricier.

Ces œdèmes, joints aux teintes livides des plèvres , des bronches et même des lobules pulmonaires, ainsi qu'à la couleur claire du sang retiré pendant la vie, sont autant de signes de l'appauvrissement du sang dans le cours de cette maladie.

Gangrène. — La gangrène qui complique parfois la péripneumonie et qui, par sa gravité, joue un si grand rôle sur l'issue qu'elle peut avoir, n'est, avons-nous dit, qu'un épiphénomène à cette affection ; elle est très-rare, contrairement à l'opinion de Chabert, et que refuta victorieusement M. Favre de Genève. Les lésions qu'elle détermine, pour n'être point primitives, peuvent être considérées comme principales, car ce sont elles qui, dans ce cas, déterminent la mort, qu'elles accélèrent même et rendent plus certaine.

A l'autopsie on constate toujours qu'un lobe ou les deux lobes pulmonaires sont volumineux, pesants, très-friables, marquetés de rouge. de brun ou de noir. On ne peut guère les retirer de la poitrine sans les déchirer. Au sein du poumon et dans les parties qui sont le siège de la gangrène, on rencontre un liquide boueux, noirâtre ou grisâtre, d'une odeur infecte, et renfermé dans une cavité à parois assez dures, formées par le dépôt dans le tissu cellulaire interlobulaire, des fluides plastiques à l'état d'induration. Ces cavités communiquent souvent avec les bronches, qui contiennent alors de cette bouillie fétide ; plus rarement ces cavités gangréneuses, isolées, s'ouvrent dans les sacs pleuraux, et le liquide qu'elles renferment s'y est épanché en partie pendant la vie. Dans d'autres points du poumon, la gangrène n'est que commençante et disséminée ; les lobules alors sont d'un brun verdâtre, friables, faciles à déchirer et se réduisant en une matière épaisse, grumeleuse, répandant déjà l'odeur caractéristique de la gangrène ; toujours les lobules présentant ces caractères sont entourés d'une épaisse couche de matière plastique indurée.

Plusieurs lobules voisins peuvent être gangrénés et frappés de ramollissement ; de cette destruction multiple résulte au sein du poumon une cavité plus ou moins spacieuse renfermant le détritus gangréneux ; les bronches qui se rendent à ces lobules sont détruites et le canal qui les remplace aboutit dans cette cavité. Des vaisseaux artériels et veineux, souvent conservés intacts, des divisions bronchiques encore canaliculées traversent ces cavités dont les parois sont formées tant par le tissu pulmonaire non encore ramolli que par le tissu cellulaire interlobulaire gorgé de fluides plastiques plus ou moins indurés.

M. Delafond paraît avoir observé le premier la présence de la matière plastique dans les veines mêmes des parties malades ; elle en rétrécit beaucoup le calibre et même parfois les oblitèrent complètement. En dessous de ces couches plastiques, la membrane interne de ces vaisseaux offre ça et là quelque rougeur diffuse occupant son épaisseur.

Les sacs pleuraux contiennent en quantité diverse un liquide trouble, séro-sanguinolent, d'une odeur fade ou infecte.

Les fausses membranes pleurales sont jaunâtres ou verdâtres, parfois plombées ou livides, plus ou moins épaisses et rugueuses ; elles attachent le poumon soit aux côtes soit au diaphragme ou même à ces deux parties à la fois.

Quant aux lésions consécutives à la gangrène et résultant de la résorption de ses éléments, elles n'offrent rien de spécial ; nous n'avons pas cru devoir nous y arrêter.

Tel est l'ensemble des lésions appartenant plus spécialement à la péripneumonie.

CAUSES.

Les causes de la péripneumonie sont distinguées en productrices et en reproductrices.

1ᵉʳ Les causes productrices sont distinguées en prédisposantes et en occasionnelles.

Leur action générale sur l'organisme est débilitante, lentement agissante. Leur effet général immédiat, c'est l'imperfection de la sanguification dont la conséquence plus ou moins reculée est la prédominance dans l'économie des fluides blancs sur les fluides rouges.

Leur origine sociale est dans la spéculation. Leur origine pathogénésiqne est dans la concentration de l'air et dans l'imperméabilité des poumons.

Ces données générales sur les causes de la péripneumonie ont le mérite de la sanction de la pratique et de la théorie. En effet, si jamais conséquence a été évidente de cause à effet en physiologie, c'est le développement de cette maladie sous l'influence spéciale de ses causes : telle est du moins la conclusion où je suis invariablement arrivé dans les fermes où la péripneumonie a apparu spontanément ; comme il est universellement vrai pour la théorie que les conditions essentielles à une bonne hématose, c'est un bon air, c'est un bon poumon. Indépendamment de l'importance de son intégrité, la respiration est de plus une fonction tellement impérieuse que je dirai avec M. Magne : « l'animal se passerait plutôt d'aliments que d'air » ; son sang a un plus pressant besoin d'oxygène que de chyle, car pour me servir d'une comparaison physique de la physiologie : le sang est un combustible ; sa combustion, c'est la vie ; l'air lui est incessamment nécessaire.

Ainsi, un air pur et des poumons sains sont les conditions *sine qua non* de la perfection de l'hématose. Toutes les fois donc que des animaux vivront en dehors de ces nécessités d'hygiène, il y aura au moins prédisposition maladive ; or, s'il est encore aujourd'hui des animaux qui vivent en violation de ces lois hygièniques , ce sont assurément les animaux des espèces bovine et ovine , ce qui explique la fréquence et la gravité des maladies générales qui les atteignent.

Topographie. — Je ne crois pas à la possibilité de préciser l'origine de la péripneumonie. Je ne dirai point qu'elle est originaire des pays de montagne ni des pays de plaine. Je la considère indépendante de la position topographique qui n'a d'influence que sur ses types. Les causes que je lui attribue la rendent susceptible de naître en toute localité ; de même qu'elle aurait bientôt disparu de celles où elle fait le plus de victimes si on pouvait y laisser les animaux vivre en liberté, libres comme l'air qu'il leur est indispensable de respirer pour leur conservation intègre. Elle existe de temps immémorial dans certaines localités ; peut-être son origine date-t-elle de l'esclavage de ces animaux qui, privés du grand air et des aliments que la nature leur avait destinés, ne peuvent se conserver que par des soins particuliers et dont ils sont souvent privés.

Logement. — Une des causes les plus générales de la péripneumonie , une des plus anciennes, c'est l'entassement des animaux dans des étables trop étroites, mal aérées. C'est cet entassement, considéré comme cause efficiente, que voulait sûrement exprimer Aristote en disant que ce sont les bœufs qui vivent en troupeaux qui y sont sujets.

L'entassement des animaux dans les étables des pays de montagne, où les cultivateurs, par suite de la difficulté de la culture et la basse température, sont obligés de laisser beaucoup de terre en pâture et par conséquent de posséder relativement un plus grand nombre d'animaux pour sa consommation, y a de tout temps entretenu la péripneumonie.

Cette cause existe plus que jamais : en effet, si l'agriculture s'est assez améliorée pour fournir une abondante nourriture au bétail surtout depuis l'introduction des prairies artificielles, l'hygiène est restée généralement stationnaire en ce qui concerne le logement de ces animaux. Autrefois si le bétail était médiocrement ou mal logé, il était aussi assez mal nourri, et son sang consommait moins d'oxigène; mais aujourd'hui que cette surabondance de nourriture a permis non seulement de mieux nourrir mais d'accroître le nombre de bestiaux dans chaque ferme, il y a urgence d'une réforme dans leurs habitations. Vouloir conserver ces étables étroites, y accumuler de nouveaux animaux comme on a la funeste habitude de le

faire afin de consommation de surcroît de nourriture produite, que le cultivateur le sache, ce n'est
pas profiter utilement des améliorations qui lui
sont offertes, mais bien engendrer de nouvelles
causes morbifiques.

L'impureté de l'air qui résulte de l'entassement
des animaux dans les étables n'est point compa-
rable à celle provenant de son mélange avec des
gaz délétères produits par la décomposition pu-
tride de matières animales, non ; son altération
consistant surtout dans une diminution notable
de sa quantité normale d'oxigène par suite de son
insuffisance, de sa concentration, c'est cette privation sensible d'oxigène qui rend cet air perni-
cieux pour les animaux forcés de le respirer et
qui le range parmi les causes prédisposantes de
cette affection.

Cette cause a été admise par tous les bons observateurs : M. Mangin de la Meuse, qui a été appelé à étudier cette maladie dans des fermes importantes, range parmi ses causes productrices
les étables basses et surtout mal aérées ; je dirai
plus, c'est que l'expérimentation a démontré à
M. Mannechez du Pas-de Calais, en prescrivant
pour unique préservatif contre le développement
spontané de cette affection, l'agrandissement des
étables et leur plus facile aération.

Cette cause donc, que l'on ne saurait méconnaître, appuyée qu'elle est de l'expérimentation, rangerait ainsi la péripneumonie parmi les desoxygénèses de Baumes.

Nourriture. — Je ne connais aucune plante verte ou sèche susceptible d'engendrer la péripneumonie. Il n'en est pas de même des écarts de régime et de l'abus de certains aliments.

C'est ainsi qu'une nourriture riche et abondante donnée subitement à des animaux qui ont été nourris de privation pendant plus ou moins de temps, devient, surtout pour les animaux étroitement logés et pour ceux dont le poumon n'est pas entièrement perméable par suite de maladie ancienne de cet organe, une cause puissante de péripneumonie. Tel est l'effet que détermine au printemps, sur les animaux mal logés et nourris avec parcimonie pendant l'hiver, l'abondance de la nourriture verte dont ils sont avides. Le chyle versé abondamment dans la circulation générale, ne recevant, lors de son passage dans l'organe essentiel de la respiration, qu'une élaboration incomplète, insuffisante, ne tarde pas à éprouver des modifications qui le prédisposent à la maladie.

De même de l'abus de certains aliments très excitants, tels que les produits de sucreries et de distilleries : il semble que sous l'influence de cette surexcitation prolongée les organes cessent d'être excités, du moins le poumon ralentit-il ses mouvements ; semblable à une sentinelle vigilante il se refuse à l'élaboration d'un fluide qui doit devenir sûrement fatal à l'économie par le germe de maladie qu'il renferme. Ainsi que le faisait observer en 1841 M. Mannechez : on donne en abondance des aliments trop excitants à des animaux organisés pour ne manger que de l'herbe. Toutefois, ces aliments donnés à dose modérée et suivant l'indication ont leur utilité et ne doivent pas être exclus de l'hygiène vétérinaire ; comme il n'y a que l'abus qui est nuisible , le remède n'est pas de les abandonner entièrement, mais de savoir en limiter l'usage.

Ainsi une cause assez fréquente de péripneumonie réside donc dans une transition brusque de la disette à l'abondance, ou mieux , dans la formation d'un chyle abondant versé dans un sang imparfaitement , insuffisamment hématosé.

Telles sont les principales causes productrices de la péripneumonie.

Prédisposition. — Il est des animaux qui résistent plus que d'autres à l'action exercée sur l'économie par les causes de la péripneumonie. Je placerai parmi les plus impressionnables : 1° ceux qui ont quelque maladie ancienne de l'organe pulmonaire ; chez ces animaux , le poumon n'étant plus complètement perméable à l'air , il y a déjà plus ou moins imperfection de l'hématose. Ils n'ont

pas besoin de respirer un air concentré pour contracter la péripneumonie, une abondante nourriture donnée dans ce cas et surtout à la suite de
privation la détermine presque sûrement : dans
plusieurs fermes les cultivateurs m'assurèrent que
les premiers animaux qui avaient succombé à la
péripneumonie étaient primitivement atteints de
toux ancienne ; 2° les animaux nouvellement introduits dans les étables où règnent les causes de
la péripneumonie, lorsque toutefois ils ne l'ap-
portent pas eux-mêmes, comme cela s'observe assez souvent. Il semble que ces animaux offrent
moins de résistance à leur action, tandis que l'organisme semble au contraire s'y être habitué chez
ceux qui y sont depuis longtemps soumis ; chez
ces derniers animaux les effets en sont sinon
moins sensibles , du moins beaucoup moins
prompts à se manifester ; 3° les animaux jeunes,
sanguins (on peut poser en principe que ce sont
les animaux qui consomment le plus d'air qui
souffriront le plus de leur séjour dans un air di-
laté , impur) placés dans des étables mal aérées,
les animaux sanguins doivent être les plus influen-
cés de la viciation de l'air qu'ils y respirent ; 4°
les bonnes vaches laitières, chez ces vaches généralement d'un tempérament sanguin-nerveux,
il semble que la contractilité organique du poumon s'épuise par son activité même , d'où résulte

ainsi un accomplissement moins complet de la
fonction que cet organe a mission de remplir.

Telles sont les sources de la prédisposition individuelle.

J'ajouterai qu'il est d'observation que dans le
développement de la péripneumonie, la prédisposition joue un rôle essentiel. Que cette prédisposition soit individuelle ou qu'elle résulte de l'exposition des animaux pendant plus ou moins de
temps aux causes générales qui la produisent, son
influence n'en est pas moins constante : ceci est
en corrélation avec l'action lentement agissante de
ses causes, qui modifient profondément l'économie
avant le développement de cette maladie, et explique pourquoi un refroidissement cutané, qui pro-
duirait sur un animal en parfaite santé toute autre
affection, une pneumonie franche, par exemple,
déterminera la péripneumonie sur un animal pré-
disposé à cette affection, parce que cette cause
agira ici non sur un animal en bonne santé, mais
qui a subi l'influence d'une prédisposition à cette
maladie, la cause agit dans ce cas dans le sens
de la prédisposition. C'est dire en d'autres termes
que je ne crois pas à la possibilité du développement de cette affection, sous l'influence spéciale
d'une cause déterminente directe, capable de faire
naître une pneumonie ou une pleuro-pneumonie
franches.

2° **Les** causes reproductrices de la péripneumonie sont : sa contagion et son hérédité.

Elles sont incontestablement les plus puissantes de son extension : les animaux étant exposés, dans ces cas graves, aux influences, éminemment funestes alors, du régime de la communauté spéculativement créé à leur égard ; de l'ignorance générale sur leur hygiène, de ceux qui les possèdent et de l'inobservation des règlements sanitaires fort sages, mais dont l'utilité leur est méconnue. En parlant des moyens préservatifs de la péripneumonie, nous exposerons quelques mesures modificatives nouvelles dont les praticiens pourront apprécier toute l'importance ; ces mesures se trouvent en outre plus en harmonie avec l'état actuel de la science et de la pratique des choses.

La péripneumonie est contagieuse sous ses types aigu et sub-aigu ; elle est héréditaire sous son type chronique.

1° *Contagion.* — La propriété virulente de la péripneumonie a été longtemps ignorée. Le peu d'attention apportée à l'étude de cette maladie pendant des siècles, n'avait pas permis aux anciens même de l'entrevoir.

C'est en Italie que cette vérité fut mise à jour en 1789, par Brugnon, qui reconnut cette funeste propriété de la péripneumonie dans l'étude des faits qu'il eut à observer.

Depuis cette époque, la question de contagion fut vivement débattue, sans être encore résolue à la satisfaction de tous. Si les praticiens sont loin d'être unanimes sur ce point, tous les vétérinaires, à leur début, qui considèrent la péripneumonie comme une inflammation franche, ont été généralement, dans leur conviction personnelle, adversaires de la contagion, s'appuyant sur cette comparaison, judicieuse à leur sens, que les phlegmasies de poitrine, chez les autres animaux et chez l'homme, ne sont point contagieuses. Mais est-ce donc une inflammation franche que la péripneumonie? La morve, pour se localiser dans le nez (elle a d'autres organes d'élection), est-elle une inflammation locale? non assurément. Le poumon et la membrane pituitaire en sont certes les principaux organes d'élection, mais non de limitation, comme dans le cas d'inflammation franche; voilà ce dont il faut se bien pénétrer avant de se prononcer sur cette grave question.

La généralité des faits, plus forts que les théories, ont fait, du reste, dans les diverses circonstances de l'apparition grave de cette maladie, de chaque praticien autant de prosélytes de la contagion. Il est vrai que les opinions se sont parfois exagérées parmi ses partisans comme parmi ses adversaires, depuis Chabert qui, partisan de la contagion, lui attribuait une telle subtilité qu'il

avait qualifié cette maladie d'essentiellement contagieuse et gangréneuse (poussant ainsi l'exagé-
ration à l'erreur de sa nature , car la gangrène,
qui est fort rare, n'est en outre qu'un épiphénomène à cette affection) , jusqu'à M. Lessona qui ,
adversaire de la contagion, lui refusait cette propriété par cela seul que tous les animaux d'une
étable n'en subissent pas l'action. Mais, à part
ces exagérations toujours à côté de la règle, la
majorité des faits parlent pour la contagion.

Nous n'avons pas cru devoir entrer en discus-
sion sur les faits rapportés par les partisans ou les
adversaires de la contagion ; que pourrait-on citer
de plus concluant en sa faveur que les faits re-
cueillis à cet égard par M. Delafond? et puis nous
voulons respecter les opinions que nous pouvons
croire sincères tout en ayant désiré préférablement puiser notre conviction sur les lieux mêmes
où cette maladie exerçait ses ravages; aussi nous
bornons-nous à cette déclaration , que ce qui nous
a, avant tout et par dessus tout , rendu contagio-
niste , ce sont les caractères généraux de cette
maladie, qu'elle offre indubitablement dans toutes
les circonstances graves de son apparition , et que
nous avons constatés dans les fermes importantes
où nous avons été appelé à son occasion ; c'est
qu'en outre la contagion est à nos yeux la seule
cause explicite, explicative sans distinction dans

sa marche générale et progressive, de l'apparition de cette maladie sur les jeunes élèves qui ne sont pour l'ordinaire jamais malades et qui le sont constamment dans les étables où règne la péripneumonie qui les tue fréquemment.

Si donc les jeunes animaux ne sont jamais malades généralement, c'est qu'ils ne subissent pas l'influence des causes ordinaires de maladies ; si au contraire, ils le sont fréquemment dans les étables que ravage la péripneumonie, c'est qu'il faut qu'une cause extraordinaire par le fait, il faut qu'une cause puissante pour influencer le plus grand nombre, il faut enfin, conséquence forcée sans autre explication, qu'une cause spécifique les atteigne.

Contagium. — Le principal virulent de la péripneumonie, de même que celui de toute maladie contagieuse, est de nature complètement inconnue ; son siège est dans le sang, et l'expérimentation démontre qu'il accompagne les fluides plastiques lors de leur afflux dans la poitrine ; Vix a transmis la péripneumonie à deux animaux par l'inoculation sur chacun d'eux d'une portion de poumon malade. Bien que les altérations morbides du poumon dans leurs divers degrés de consistance soient susceptibles de le contenir, il n'en doit pas moins être considéré sinon comme essentiellement, du moins comme principalement volatil, il s'échappe sous forme de miasmes des individus infectés et il a pour véhicule naturel, mais non exclusif, l'air expiré du malade.

Considéré d'une manière générale, l'intensité de son action semble variable, parfois nulle, mais l'observation permet bientôt de reconnaître que cette variation est dûe exclusivement à la différence de résistance des organisations qui en subissent l'influence. Sa subtilité paraît dépendre de l'état de l'air ambiant et de l'état des animaux exposés à son action.

Les faits démontrent qu'il est d'autant plus à craindre que l'air atmosphérique ou seulement celui des étables est chaud, humide et non renouvelé, et que les animaux ont déjà subi l'influence de quelques-unes des causes prédisposantes générales de cette affection. C'est pourquoi la contagion puissante et générale dans les étables entassées d'animaux, y est presque nulle dans celles qui sont spacieuses et dont l'air y est suffisamment renouvelé ; dans ce dernier cas, la contagion est toujours fort limitée, l'atmosphère virulente, si restreinte, qu'elle se borne parfois à un seul animal, qui n'a lui-même souvent contracté la péripneumonie que parce qu'il existait en lui une prédisposition innée ou acquise sous l'influence de circonstances étrangères aux autres animaux de l'étable.

L'atmostphère virulente a péu d'étendue et n'est point transportée à distance par les courants d'air, telle est du moins la conclusion déduite des faits que nous avons été à même d'observer ; cependant elle peut être générale dans les étables qu'elle parcourt, et y durer lontemps sous les conditions favorables à l'action de son virus ; et c'est alors que cette maladie choisit en quelque sorte ses victimes, se propageant successivement, mais sans régularité, toutefois, de l'un à l'autre animal, par une contagion lente, presque latente ; elle ne varie alors dans son évolution chez chacun d'eux que d'après la prédisposition individuelle ou leur force de résistance, puisqu'ils subissent tous l'influence du virus ainsi répandu : c'est ce qui explique pourquoi des individus éloignés du malade peuvent contracter la maladie avant ceux qui lui sont voisins, bien que ce soit le plus souvent ceux-ci ; elle est également susceptible, chez les animaux soumis à une stabulation permanente, de suivre une marche régulière dans sa propagation de l'un à l'autre animal ; on a même eu des exemples de gradation, mais la prédisposition individuelle peut déjouer tous les calculs.

Le mucus nasal, le mucus buccal et mieux les produits morbides évaqués des bronches peuvent, par leurs rapports avec l'air expiré, récéler le virus péripneumonique, et, répandus dans les crèches, sur les fourrages et sur les plantes des herbages, devenir aptes à transmettre la maladie.

Le cadavre lui-même, lorsque les altérations morbides sont encore chaudes, est susceptible, par les émanations qui s'en échappent encore, de transmettre le germe de cette maladie. Les étables adossées ou voisines, lorsqu'il existe entr'elles quelqu'ouverture de communication, sont susceptibles de s'infecter réciproquement: l'air contagieux se répandant de l'une à l'autre étable, les animaux qui y sont logés peuvent donc contracter cette maladie par cette voie. Il est si vrai que ces ouvertures de communication sont des voies ouvertes à la contagion, que non seulement elles sont la seule raison explicative de son apparition dans certains cas, mais que l'on a vu des étables voisines de celles infectées, mais bien closes, complétement séparées, être préservées de la maladie, rester vierges dans un foyer d'infection, par cela seul que les miasmes virulents ne pouvaient y pénétrer.

Si la péripneumonie peut être transmise sous ces diverses conditions de contact médiat et immédiat, les rapports que les animaux ont entr'eux soit dans les cours, soit aux abreuvoirs communs, soit aux pâturages, ne fussent-ils que voisins, pour n'être parfois que momentanés, sont des moyens également capables, surtout chez des animaux prédisposés, de lui donner aussi accès.

L'observation n'a pas encore permis de constater si la contagion de la péripneumonie a lieu préférablement à sa période de début ou d'état, ou de ses diverses terminaisons ; nous serions seulement assez porté à admettre que si le germe de cette maladie est susceptible d'augmenter d'énergie pendant son cours, ce doit être à sa période d'état qu'il est le plus à craindre.

Prédisposition. — S'il est des animaux qui résistent plus que d'autres à l'action du virus péripneumonique, cela est dû non seulement à leur heureuse constitution, mais aussi aux conditions où ils ont vécu avant leur exposition à la contagion ; parmi les plus impressionnables nous placerons les animaux nouvellement introduits dans les étables où la contagion exerce ses ravages ; dans la généralité des cas, ils se trouvent même au nombre des premières victimes ; puis, les animaux qui ont déjà subi l'influence d'une exposition aux causes innées et productrices.

Incubation. — Le temps d'incubation de la péripneumonie n'a rien de fixe ; il semble soumis aux influences que nous avons fait connaître en parlant des circonstances qui sont favorables ou nuisibles au contagium de cette maladie. On peut donc prévoir que ce temps sera court dans les conditions favorables à l'action du virus, tandis qu'il sera long chez des animaux très-sains, à poumons très-perméables, et habitués à vivre à l'air libre : chez ces derniers animaux il ne faut rien moins qu'un contact prolongé avec le malade pour que le germe de cette maladie puisse éclore, se développer, tant les conditions où ces animaux ont d'abord vécu lui sont défavorables.

L'ensemble des faits bien constatés jusqu'à ce jour tend à démontrer que le temps d'incubation de cette maladie peut varier de quelques jours à quelques mois ; toutefois, la généralité des cas de transmission ont apparu entre le quinzième et le vingt-cinquième jour, à partir du moment du contact ou de l'inoculation. On pourrait donc, après trente jours d'acquisition d'un animal suspect, se tranquilliser généralement sur les craintes que fait naître si justement la contagion de cette maladie, bien que je possède des cas exceptionnels de transmission après deux mois.

2° *Hérédité.* — Tout le monde sait que la phthisie pulmonaire est héréditaire chez tous les animaux. L'espèce humaine surtout nous en offre depuis longtemps d'effrayantes preuves ; aussi cette redoutable affection est-elle une calamité pour les familles.

La phthisie péripneumonite chez l'espèce bovine ne fait point exception, ainsi que l'analogie de ses effets sur l'organisme permettait de le présumer ; et s'il y a eu dissidence parmi les vétérinaires sur la contagion de la péripneumonie, je ne crois pas qu'il s'en trouve un seul qui voulût méconnaître son hérédité, tant elle imprime chez les fœtus mêmes des preuves irrécusables de ses atteintes.

Toutefois, l'hérédité, ici, pour atteindre ordinairement le plus grand nombre, n'est pas constante, elle est nécessairement soumise à l'influence des reproducteurs ; en sorte que si c'est l'individu sain qui exerce le plus d'influence sur le nouvel être, le germe de cette maladie pourra perdre toute sa puissance en luttant contre un organisme qui possède en lui une résistance suffisante due à l'influence du reproducteur sain. Lors même qu'il doive éclore, on constate que le germe de cette maladie n'exerce pas son action avec une égale promptitude chez tous les êtres : tantôt, comme il est facile de s'en convaincre, ce germe a déjà exercé son action sur des êtres qui n'ont pas encore vu le jour ; chez d'autres, ce n'est qu'à partir de la naissance que son action se manifeste ; d'autres enfin peuvent vivre plusieurs années avec ce germe inné avant d'en ressentir les funestes effets. Dans tous les cas, il y a bien transmission héréditaire, mais sous l'influence de circonstances inconnues ou difficilement appréciables ; le germe de cette maladie, suivant les individus , est plus ou moins de temps à éclore.

Cette manière de considérer l'hérédité de la phthsie péripneumonite exclut la prédisposition héréditaire à cette affection. En effet, nous croyons que dans tous les cas le germe est inné , qu'il n'y a que le temps de son évolution qui varie. Nous ne concevrions pas le développement d'une maladie quelconque sous l'influence seule d'une prédisposition ; or, dans tous les animaux chez lesquels la phthisie péripneumonite s'est développée tardivement (un ou deux ans par exemple) elle a apparu sans cause occasionnelle appréciable, ce qui eut été nécessaire cependant si les individus atteints n'avaient d'abord subi qu'une simple prédisposition. Je conclus donc que dans tous les cas de reproduction héréditaire, il y a toujours plus qu'une prédisposition , il y a transmission réelle d'un germe qui pourra être nul sur certains individus doués d'une résistance suffisante, mais qui éclora chez le plus grand nombre, dans un temps variable, il est vrai, mais sans le secours de cause occasionnelle.

M. Delafond, qui a été appelé à étudier la péripneumonie sur une vaste échelle, et qui l'a si bien jugée dans ses effets, voulant se convaincre par ses yeux de l'hérédité de cette affection, rapporte 1° que sur 10 fœtus provenant d'avortement de vaches atteintes de phthisie péripneumonite, 8 présentaient dans plusieurs parties soit d'un seul, soit des deux lobes pulmonaires, les altérations propres à cette affection; 2° que sur 17 fœtus provenant de vaches sacrifiées par incurabilité, et dont les poumons étaient indurés gris blancs, 12 fœtus offraient déjà les traces de ses atteintes; 3° que sur 25 veaux âgés de quinze jours à deux mois, provenant de vaches atteintes de péripneumonie sub-aigu ou chronique, constatée pendant la vie ou après la mort, 10 qu'il a pu observer ont été atteints de péripneumonie sub-aiguë ou chronique et sont morts après avoir été de 20 à 40 jours malades, et que 8 ayant été ouverts, ont fait voir tous les désordres de la péripneumonie.

M. Clément, vétérinaire belge, a fait la même observation sur 5 veaux.

Ces derniers faits ne permettaient pas de conclure que cette maladie chez ces veaux était utérine, car ayant cohabité avec leur mère dans un lieu infecté, on pouvait également admettre qu'il y avait eu contagion. Les expériences faites par Diéterichs, en Allemagne, viennent lever les doutes à cet égard. « Les veaux issus de vaches malades, dit-il, sont affectés de la péripneumonie dès leur naissance. La même observation a été faite sur les poumons d'un veau de cinq jours et sur ceux d'un veau de trois à six mois. Les vaches d'où provenaient ces veaux furent malades pendant la gestation ; elles se rétablirent un peu avant la parturition , mais ces petits animaux en furent sans doute attaqués dans leur sein. Des veaux issus de vaches saines , et allaités par des vaches malades , ne contractèrent point la maladie ; d'où l'on peut conclure que cette maladie singulière peut être spécifiquement communiquée au fœtus, mais que le veau d'une vache saine n'est pas susceptible de prendre la maladie par le lait d'une vache malade. »

Nous connaissons en ce moment plusieurs génisses de dix-huit mois et de deux ans issues de vaches péripneumoniques et qui offrent les symptômes de cette affection à son premier degré. Les propriétaires élèvent ces génisses dans l'espoir qu'elles seront aussi bonnes laitières que leur mère ; nous leur avons dit que nous craignions bien qu'ils ne jouissent pas longtemps de leurs produits.

TRAITEMENT.

Les moyens employés contre la péripneumonie sont distingués en curatifs et en préservatifs. Ils sont puisés dans l'hygiène, la chirurgie, la pharmacie et la police sanitaire.

1° *Curation.*— La vétérinaire ne possède point de spécifique contre la péripneumonie , mais elle nous offre de puissants éléments d'un traitement qui, sans être des plus complexes , est en outre bien précieux.

Voici la méthode curative que nous employons préférablement aujourd'hui ; fruit du tâtonnement, et corroborée par de nombreux succès , elle a le double mérite de la simplicité et de l'efficacité ; elle ne nous a jamais fait défaut, même à la période d'état de la péripneumonie.

Elle est avantageusement, rationnellement mise en usage dans tous les cas ; seulement elle subit quelques modifications en rapport avec les types et les divers débuts de cette maladie.

Nous ferons connaître successivement ces diverses indications curatives, après avoir exposé le traitement que comporte la péripneumonie sous son type aigu et lors de son début par l'organe pulmonaire.

Lorsque le propriétaire s'aperçoit qu'une bête bovine est malade , il s'empresse ordinairement d'appeler son vétérinaire. Cette démarche, le cultivateur ne la néglige pas; s'il était permis de lui adresser un reproche ici, ce n'est assurément pas de négligence , mais, contre ses propres intérêts, de donner encore parfois la préférence aux empiriques. S'il est constaté que l'animal est atteint de la péripneumonie, on le placera dans un lieu isolé, mais bien aéré ; j'aimerais mieux voir mettre l'animal dans un lieu , fût-il un peu froid, que de l'exposer à respirer un air impur ; la respiration d'un bon air par le malade est une condition importante dans le traitement de la péripneumonie. Une forte saignée lui sera immédiatement pratiquée ; une vigoureuse friction d'essence de térébenthine lui sera faite ensuite à l'aide d'un bouchon de foin étroitement tressé, sur les parois latérales de la poitrine ; la quantité d'essence ainsi employée sera d'un décilitre au moins pour les deux côtés de la poitrine ; pour les animaux à peau fine, on pourra mélanger, à parties égales, l'essence de térébenthine et celle de lavande ; l'essence agit d'une manière doublement salutaire : elle détermine une prompte dérivation à la peau, puis, par sa volatilité, se mêle à l'air que respire le malade et qu'elle rend plus excitant : j'ai attribué exclusivement à de semblables frictions des cures même désespérées, les saignées et l'émétique ayant d'abord été impuissants à amener la convalescence.

L'émétique à grande dose me paraît nuisible ; je me suis constamment borné à l'administration d'une seule dose par jour, que je porte, suivant l'âge et la constitution du malade, depuis un jusqu'à cinq grammes, dissous dans une quantité proportionnelle d'eau chaude, pouvant être d'un litre au plus, et que je fais administrer une heure après la saignée. On frictionne les extrémités de l'animal à l'aide d'un bouchon de paille , et on le recouvre d'une bonne couverture : cette précaution est de rigueur dans les temps froids et humides.

Le vétérinaire devra revisiter l'animal dans les vingt-quatre heures ; et si l'état du malade ne s'est pas sensiblement amélioré, une seconde saignée, mais moyenne, et une seconde friction d'essence sur les parois costales seront faites ; toutefois, que les soins précédents aient été ou non renouvelés , l'émétique à la dose ci-dessus sera administré plusieurs jours de suite : il dispose l'appareil digestif à son importante fonction par la stimulation qu'il y exerce.

Je ferai observer dès maintenant que les saignées pratiquées dans le cours de la péripneumonie, par la diminution de la masse du sang qu'elles produisent , ont plutôt pour but d'aider le poumon à l'impérieuse fonction de l'hématose, que de soustraire de l'organisme un sang riche , trop excitant et conséquemment nuisible par ces qualités ; on ne peut pas dire qu'il est riche et encore moins excitant dans cette maladie, et cependant la saignée soulage constamment les animaux.

Si, comme cela arrive assez souvent, le vétérinaire n'est appelé qu'à la période d'état, et que l'animal n'ait pas encore été saigné , les mêmes soins seront donnés à l'animal ; mais comme à cette période la maladie résiste davantage au traitement, je me suis vu parfois obligé de pratiquer trois et même quatre saignées à intervalle de deux à trois jours l'une de l'autre, et de renouveler la friction d'essence avant de voir les animaux entrer en convalescence. Les frictions d'essence, à cette période, sont d'autant plus utiles, que, sans affaiblir l'animal comme la saignée, elles produisent un aussi bon et presque un aussi prompt résultat. L'émétique, par l'action qu'il exerce sur l'appareil digestif, peut être encore utilement employé à la même dose, pendant les premiers jours de cette seconde période.

En parlant des symptômes de la péripneumonie, nous avons signalé comme se fesant observer parfois, la constipation et la météorisation. Ces symptômes cèdent ordinairement aux moyens employés contre la péripneumonie, mais il est des cas où ils persistent ; on a alors recours, pour la constipation, à un léger purgatif, tel que le sel de Glauber, qui réussit à la dose de cent grammes, et que l'on renouvelle au besoin ; quant à la météorisation, bien que n'étant le plus souvent que passagère, on aura néanmoins recours, pour peu qu'elle inquiète, à l'ammoniaque liquide, à la dose de vingt grammes, dans un litre d'eau.

Régime. — On donnera à l'animal du foin

choisi, mais en petite quantité ; de la bonne paille de seigle ou d'avoine ; une petite ration de choux, de navets ou de betteraves sera alternée avec les aliments secs. La boisson consistera simplement en une bonne eau ordinaire , dégourdie avec des recourpes ou de la farine d'orge ou de seigle.

Lorsque la maladie a résisté quelque temps et que des saignées abondantes ont affaibli beaucoup les animaux , j'ordonne, aussitôt que les animaux recommencent à manger , de saler le fourrage sec et de leur faire prendre par intervalle quelques breuvages excitants , légèrement toniques , composés soit d'infusions de camomille miellées , soit de vin uni à la thériaque ; je me suis aperçu que ces infusions aromatiques, que ce vin tonique contribuent beaucoup à relever la faiblesse des malades et à abréger , conséquemment , la convalescence. Dieterichs vante l'eau de goudron , à laquelle on ajoute huit grammes d'essence de térébenthine ; ce moyen, continué pendant une quinzaine de jours , a eu , dit-il , un succès constant , ce qui démontrerait que l'essence , sous ses divers modes d'emploi , produit toujours de bons effets dans cette maladie.

Gangrène. — Lorsque la péripneumonie débute avec violence et que l'on craint la gangrène, ce sont les saignées copieuses qui offrent le plus sûr moyen de la prévenir; on devra donc, le premier jour, pratiquer deux fortes saignées, à 6 ou 12 heures d'intervalle, et le lendemain rouvrir la veine, si le vétérinaire a encore quelque soupçon sur la possibilité de cette redoutable complication. La friction d'essence et l'administration de l'émétique seront également, dans ce cas, utilement employées. On doit désespérer du succès lorsque la gangrène est déclarée.

Plèvres. — Lorsque la péripneumonie débute par les plèvres, nous modifions le traitement, en ce que nous préférons deux saignées moyennes le premier jour à une forte saignée ; le vétérinaire devra donc revoir l'animal 10 ou 12 heures après la première saignée, et rouvrir la veine. Rien de spécial pour le reste du traitement ; seulement, comme ce début est plus grave, on doublera les couvertures, afin d'éviter tout refroidissement de la peau ; et si l'animal a les extrémités froides, la friction d'essence pourra être employée aussi à la partie inférieure des membres.

Bronches. — Lorsque la péripneumonie débute par les bronches, il ne faut pas craindre de faire de fortes saignées à intervalle de 12 à 24 heures, suivant l'indication, les fausses membranes qui s'organisent à leur surface apportant une difficulté très-grande et très-prompte à l'hématose. Les débris de fausses membranes qui se détachent ordinairement à la suite des saignées, étant par

fois difficiles à évaquer, on emploie à cet effet l'essence de térébenthine, déposée, avec la barbe
d'une plume, à l'ouverture des naseaux : sous
l'influence de l'irritation qui en résulte les animaux sont excités à expulser ces produits pseu-
do-membraneux qui gênent beaucoup parfois la
respiration ; il suffit quelquefois de provoquer la
toux pour que l'évacuation s'effectue.

On a pu voir que, parmi les moyens curatifs
que nous conseillons contre la péripneumonie,
nous avons omis de parler du séton : c'est qu'à
l'inconvénient qui se rattache à l'emploi de ce
révulsif, nous trouvons son action un peu lente
pour une maladie à marche aussi rapide que la
péripneumonie sous son type aigu ; cependant,
employé concurremment avec les frictions d'essence, cet exutoire peut avoir son utilité. Toutefois, nous préférerons toujours les moyens
prompts que nous avons fait connaître, dont nous
avons pu apprécier l'efficacité, et dont les cultivateurs louent la simplicité.

Type sub-aigu. — Lorsque la péripneumonie
s'offre sous le type sub-aigu, comme alors on n'a
point à craindre la gangrène, les saignées seront
moyennes et pratiquées à intervalles de deux à
trois jours ; les frictions d'essence seront vigou-
reuses, comme seul moyen de révulsion, les sétons
étant souvent suivis dans ce cas d'engorgements

énormes qui font dédaigner de leur emploi. L'émétique, toujours à la même dose, ne devra pas être administré au-delà de quatre à cinq jours. En cas de persistance de la maladie, on s'appuiera préférablement sur les saignées et les frictions d'essence que j'ai été obligé de pratiquer, dans certains cas, jusqu'à trois et quatre fois avant d'obtenir la convalescence ; quelques breuvages toniques peuvent succéder à l'émétique dans le cours de ce type.

Type chronique. — Lorsque la péripneumonie débute sous ce type, des saignées moyennes et pratiquées à 15 ou 20 jours d'intervalle au moins seront bonnes ; chaque saignée sera également suivie d'une friction d'essence. Comme sous ce type l'animal conserve ordinairement tout son appétit, je considère l'administration de l'émétique comme étant au moins inutile ; j'en dirai autant du séton, qui épuise l'économie sans soulagement réel appréciable.

Rechute. — Les animaux, pendant la convalescence, sont exposés à des rechutes graves ; les causes qui les déterminent sont : les fatigues pour aller aux foires, l'exposition à la pluie, une ration trop forte d'aliments substantiels. Une saignée moyenne, une vigoureuse friction d'essence sur les côtes, une bonne couverture sur le corps, les frictions sèches aux extrémités, quelques breuvages adoucissants sont les moyens qui parviennent ordinairement à en triompher.

Si, ainsi qu'il est facile d'en juger, les remèdes que nous conseillons contre la péripneumonie ne sont point d'une longue préparation ; s'ils sont d'un facile emploi, même sur beaucoup d'animaux à la fois, ils ont en outre l'immense avantage d'être accessibles à toutes les bourses, et de se rencontrer partout.

Tel est le traitement spécial que nous employons contre la péripneumonie.

2° *Préservation*. — Guérir, c'est bien ; prévenir le mal, c'est mieux. Faisant application ici de l'idée de Vicq-d'Azyr sur les maladies épizootiques et contagieuses, nous dirons qu'il vaut mieux prévenir la péripneumonie par l'éloignement des causes qui la produisent que de chercher à la combattre.

Les moyens préservatifs de la péripneumonie sont désignés en : 1° ceux qui préviennent l'action des causes qui l'engendrent ; 2° ceux qui préviennent sa transmission par contagion ; 3° ceux qui préviennent sa transmission par hérédité.

1° *Moyens préservatifs des causes productrices*. — Pour prévenir le développement de la péripneumonie, il faut agrandir les étables, les rendre spacieuses relativement au nombre d'animaux qu'elles doivent contenir ; les bien aérer à l'aide de barbacanes et surtout de cheminées d'appel : j'ai constaté que c'est dans les étables manquant de cheminée d'appel que la péripneumonie exerce le plus sa malignité. Dans les grandes fermes on divisera les étables en compartiments complétement isolés, sans communication directe, et renfermant de 8 à 10 animaux au plus. On exclura autant que possible des étables, surtout lorsque l'entassement des animaux ne peut être évité, ceux qui sont affectés de toux ancienne, quelle que soit du reste la qualité des animaux et leur état apparent de santé ; il est d'observation que ces toux ont généralement une mauvaise fin. Récolter assez de fourrages racines pour alterner et varier suffisamment la nourriture en toute saison, et surtout en hiver, où les animaux sont presque absolument privés d'herbe. Ces précautions évitent les transitions brusques auxquelles sont assujettis les animaux à l'arrivée de la belle saison, après un long hivernage, entretenus exclusivement au fourrage sec. Ces transitions brusques du sec au vert, auxquelles les animaux sont soumis au printemps en beaucoup de localités, et qui les transforment en quelque sorte, les font passer en quelques jours d'une grande maigreur à un embonpoint parfois excessif, les prédisposent singulièrement à contracter la péripneumonie, pour peu surtout que le poumon

ou l'air des étables ne soient pas dans des conditions convenables d'hygiène.

Ne donner aux animaux des aliments échauf-
fants, très-excitants, tels que les produits de
distilleries et de sucreries, qu'en petite quantité,
et de préférence à des animaux faibles, débiles ou
lymphatiques, et pour réveiller en quelque sorte
l'appétit des animaux.

Telle est la prophylaxie de la péripneumonie.

2° *Moyens préservatifs de la contagion.* —
Jusqu'à ce jour, en France, l'autorité supérieure
n'a prescrit aucune mesure sanitaire à l'égard de
la péripneumonie. Son abstention s'explique par
la dissidence qui a existé parmi les vétérinaires
sur la contagion de cette affection. Nous devons
tout attendre du pouvoir, lorsqu'il sera suffisamment éclairé. C'est à la vétérinaire de réunir à
cet effet toutes ses lumières sur ce point.

Eclairé que nous avons pu être sur la nature
et les voies de transmission de la péripneumonie,
et persuadé qu'en fait de police sanitaire le
meilleur jurisconsulte est le médecin, nous allons
exposer les mesures que nous croyons qu'il est
préférable d'admettre.

POLICE SANITAIRE APPLICABLE A LA PÉRIPNEUMONIE.

Déclaration. — Toute personne appelée à
donner des soins aux animaux affectés de la péripneumonie devra, sous peine de 100 fr. d'amende

au moins, en faire immédiatement la déclaration au maire de la commune infectée.

Le maire en informera le jour même le sous-préfet.

Le sous-préfet, dans un arrêté pris sans délai, fera connaître les mesures à faire exécuter par le propriétaire déclaré.

Explication. — Nous dispensons, comme on le voit, le propriétaire d'une déclaration qu'il néglige habituellement, et nous la rendons obligatoire pour le vétérinaire seulement. Il est une démarche que le cultivateur ne néglige pas lorsque ses animaux bovins deviennent malades, c'est de se hâter d'appeler son vétérinaire ; or, le but de la déclaration exigée ici étant d'instruire le plus tôt possible l'autorité de l'existence du mal, le vétérinaire se trouve ainsi toujours apte à y satisfaire.

M. Delafond conseille la promesse d'une forte indemnité au propriétaire, pour l'engager à remplir cette formalité : nous ne pouvons nier la puissance de ce stimulant, onéreux toutefois pour le trésor, mais comme le cultivateur se méfie ordinairement des promesses de cette nature, il serait encore à craindre qu'il ne s'y conformât pas dans tous les cas, et nous maintenons comme préférable la déclaration obligatoire pour le vétérinaire seul.

Nous ajouterons que la double déclaration exigée, par les anciens réglements sanitaires, du propriétaire et du vétérinaire, avait le grave inconvénient, par suite de la négligence du propriétaire à s'y conformer, de constituer dénonciateur le vétérinaire qui croyait de son devoir de la faire.

De même que, bien que le maire puisse prendre des mesures dans l'étendue de sa commune, nous préférons l'ordre émanant du sous-préfet, attendu que le maire, par suite de considérations inévitables, ne possède pas toujours, à l'égard de ses administrés, toute la sévérité nécessaire, tandis que l'ordre du sous-préfet reçoit une exécution plus sûre et plus prompte.

Visite. — A la réception de l'arrêté du sous-préfet renfermant les mesures à faire exécuter, le maire, accompagné d'un vétérinaire breveté qu'il commissionnera et qui sera de préférence celui qui aura fait la déclaration, se transportera chez le propriétaire qui a la péripneumonie dans ses étables ou dans ses herbages, pour lui donner connaissance des instructions qui le concernent et qui consisteraient : 1° à lui défendre, pendant la durée de la maladie sur ses bestiaux, et sous peine de 200 francs d'amende au moins, de sortir de ses étables ou de ses terres, si elles sont closes, les animaux malades et ceux qui, les ayant fréquentés, sont suspects de le devenir ; 2° à lui interdire, à l'égard desdits animaux, les abreuvoirs communs, les pâturages communs ou seulement voisins, jusqu'à ce que les propriétaires circonvoisins aient fait consommer les leurs, ce dont il devra préalablement s'enquérir ; 3° enfin à lui interdire la vente ou l'exposition en vente de ces mêmes animaux.

Toute bête bovine interdite et saisie en violation de ces dispositions sera confisquée et tuée, sans préjudice des poursuites contre le délinquant.

Le devoir du vétérinaire qui accompagne le maire sera de procéder à la visite de toutes les bêtes bovines du propriétaire ; de faire séparer les animaux encore bien portants des bêtes malades ; de faire placer celles-ci dans un lieu isolé, dans une étable provisoire, en chaume par exemple, où elles recevront le traitement qu'exigera leur état ; de prendre le signalement exact de chaque bête ; bien que la robe chez l'espèce bovine offre peu de particularités distinctives, nous croyons la marque inutile.

La marque est une mesure dispendieuse et même vexatoire ; son utilité est fort contestable en présence d'un signalement détaillé ; elle répugne aux propriétaires même de bonne foi ; pour être assuré de l'exécution des règlements sanitaires il ne faut pas choquer trop leur amour-propre : leur responsabilité est assez grande déjà pour que l'on ait lieu de compter sur leur bonne foi. Je com-

prends l'utilité de la marque pour les bêtes à laine,
qui n'offrent dans leur signalement presqu'aucune
particularité distinctive , même examinées par
centaine , mais pour l'espèce bovine, et eu égard
au petit nombre de ces animaux que possède généralement le cultivateur, il est extrêmement rare
de rencontrer seulement deux animaux dans une
localité , étant tout à la fois de la même race , du
même âge, de la même taille , de la même robe ,
et offrant les mêmes particularités. Cependant ,
dans les localités où le commerce des bêtes bovines est très-actif, où les moyens de fraude sont
à craindre , on peut exiger la marque , qui vient
compléter en quelque sorte le signalement des
animaux dont on veut éviter la substitution.

La marque consisterait tout simplement à ap-
pliquer, sur une des cornes de l'animal (la gauche
par exemple), un fer rouge en forme d'équerre ;
à quoi bon de marquer et de contremarquer ,
comme le voudraient certains auteurs , chaque
animal d'un **M**, d'un **S** ou d'un **G**, suivant qu'ils
sont malades, suspects ou guéris, puisqu'ils sont
tous sous le coup de l'interdiction qui doit être
mise dans chaque ferme jusqu'à la disparition
complète de la maladie , du moins nous jugeons
cette prolongation préférable aujourd'hui.

Le vétérinaire commissionné par le maire revi-
sitera , autant de fois que cela sera utile , les

animaux confiés ainsi à ses soins par l'autorité.

Recensement. — Nous ne sommes point partisan du recensement général des animaux de chaque commune ; à quoi bon aller alarmer les cultivateurs à l'égard d'une maladie que la plupart n'auront point à craindre pour leurs bestiaux. Ensuite, les foires sont si multipliées aujourd'hui, qu'à chaque instant il s'opère des mutations dans les communes ; en sorte qu'il faudrait un vétérinaire exclusivement occupé à constater les mutations presque journalières qui ont lieu, et à prendre le signalement de chaque bête nouvelle que l'on introduit : ce moyen, très-onéreux alors, serait plus nuisible qu'utile. Que l'on soit sévère dès l'apparition de la maladie dans une ferme, qu'on y mette l'interdiction sans délai, mais n'allons pas inquiéter les propriétaires, souvent inutilement, sur le simple soupçon d'une propagation de la maladie jusqu'à eux.

Inoculation. — Depuis déjà assez longtemps on a inoculé la péripneumonie ; les résultats publiés furent fort variables ; les expérimentateurs ne se sont pas tous servis des mêmes produits pour l'inoculation : les uns se servirent de la salive ; d'autres, du mucus nasal ; d'autres, des produits morbides des bronches ou de l'organe pulmonaire, et enfin du sang. Des animaux ayant succombé à ces inoculations, surtout ceux inoculés avec le sang et les altérations des poumons, personne (il est vrai que chez beaucoup d'animaux les résultats furent négatifs ou mal appréciés) n'avait songé à conseiller l'inoculation comme mesure générale, lorsque, ces dernières années . M. de Saive vint la proclamer.

Le procédé de M. de Saive est fort simple : il consiste à prendre le virus sur la queue d'un animal malade, et de le déposer dans la queue d'un animal bien portant.

Les phénomènes sont tous locaux, bornés à la partie opérée (voir l'ouvrage de M. de Saive), ce qui démontrerait que l'inoculation péripneumonique est moins grave dans ses effets que la clavelisation, puisqu'elle ne reproduit pas même l'affection bénigne, ainsi que le fait la clavelisation ; toutefois, les animaux seraient à l'abri de la péripneumonie naturelle. Nous n'avons pas été à même de juger la découverte de M. de Saive. Nous nous bornerons donc à dire que, si l'inoculation qu'il conseille produit réellement les effets de la clavelisation en tant que préservation, M. de Saive aura rendu un véritable service à la science, bien que la péripneumonie, à nos yeux, ait perdu beaucoup de sa gravité, aujourd'hui que nous possédons de puissants moyens de la combattre.

Quoi qu'il en soit en sa faveur, l'inoculation, dans les fermes où règne la péripneumonie, devrait, je crois, être bornée exclusivement aux animaux exposés à la contagion par leur fréquentation avec les malades avant l'isolement prescrit ci-dessus.

Lorsque le propriétaire s'apercevra que la maladie a disparu de ses étables, il en informera le maire pour que l'interdiction soit levée. Le maire enverra sur les lieux le vétérinaire commissionné, pour s'assurer qu'il n'existe plus aucun symptôme de la maladie, et en faire son rapport, qui sera envoyé, par les soins du maire, au sous préfet. Le sous-préfet ordonnera alors au maire la levée de l'interdiction, et en fixera l'époque, qui serait de deux mois après la date du rapport du vétérinaire. Cet intervalle de deux mois avant la levée définitive de l'interdiction offrirait une garantie suffisante, nous croyons, pour que dorénavant nous considérions les certificats de santé comme étant au moins inutiles.

Mort. — Les animaux qui succomberont à la péripneumonie seront enfouis dans des fosses de deux mètres de profondeur et creusées à trois cents mètres des habitations.

A la mort de chaque bête, le propriétaire appellera le vétérinaire, qui fera son rapport, dans lequel il exposera la cause de la mort et la valeur approximative de l'animal qui a succombé.

Le propriétaire recevra une indemnité de 10

pour cent sur la valeur de la perte dûment constatée. Cette indemnité nous semble suffisante aujourd'hui, en y comprenant la valeur du cuir qui
doit être utilisé.

Il ne doit point être permis de vendre les animaux malades aux bouchers, bien qu'il soit constaté depuis longtemps que la viande des animaux
atteints de péripneumonie n'est point essentiellement nuisible; mais attendu qu'il peut en résulter
des abus, et que l'indemnité jointe à la valeur du
cuir et aux chances de succès pour le traitement
actuel de cette maladie sont des garanties suffi-
santes pour que le propriétaire ne puisse craindre faire de grandes pertes. En outre, comme
cette maladie se complique parfois de gangrène,
l'usage de la chair peut offrir quelque danger pour
l'homme. Quant aux animaux suspects, la vente
en pourrait être tolérée, ce moyen facilitant la
disparition plus prompte de la maladie, mais il
faudrait que lesdits animaux fussent tués dans la
ferme, afin d'éviter toute fraude de la part des
bouchers, qui pourraient revendre les animaux
qu'ils achètent, dans ce cas, à bas prix.

M. Favre a le premier conseillé avec raison d'u-
tiliser le cuir des animaux morts de la péripneumonie. M. Delafond indique un procédé simple à
l'aide duquel on désinfecte le cuir : il consiste à
l'étendre d'abord, et le laver à l'eau ordinaire :

puis, une fois égouttée, on plonge la peau dans une dissolution de chlorite de chaux. — 20 litres d'eau tenant en dissolution 250 grammes de chlorite suffisent pour désinfecter un cuir pesant 20 kilogrammes. Au bout de 15 minutes, on peut retirer le cuir de la dissolution qui le prépare en même temps à l'opération du tannage. Souvent cette désinfection n'a pas lieu : le cultivateur se contente d'envelopper le cuir d'un morceau de toile et d'aller immédiatement le vendre au tanneur ; mais si le cultivateur doit le conserver quelque temps chez lui, je crois cette désinfection utile pour éviter tout danger, bien que je n'aie aucun fait de transmission résultant d'un cuir non désinfecté.

Le lait a toujours été consommé sans qu'il en soit résulté le moindre accident. On peut donc tolérer l'usage du lait, dont la quantité diminue beaucoup, du reste, dans le cours de cette maladie, ce qui est une perte inévitable.

Désinfection. — La purification générale des étables et de la place occupée par les animaux qui succombent est une bonne chose. Après avoir enlevé la litière et la couche de terre immédiatement au-dessous, et que l'on enterrera par un labour, on commencera par laver à l'aide d'une lessive bouillante les crèches, les râteliers, le mur de face et tous les ustensiles qui ont servi dans l'étable ; on les grattera ou frottera, puis on terminera par un lavage au chlorure de chaux, dont la proportion sera de 250 grammes en dissolution dans 20 litres d'eau. On procèdera ensuite, pendant la sortie des animaux, à la désinfection générale de l'air des étables. Voici le procédé usité et conseillé par M. Delafond : On met dans une terrine en terre vernissée et de trois litres de capacité : sel gris de cuisine, 750 grammes ; oxyde de manganèse, 250 grammes ; on mêle bien ces deux substances ; on place le vase sur les charbons ardents, puis on versera dessus un mélange d'acide sulfurique et d'eau dans la proportion de 500 grammes de chaque liquide. Il se dégage immédiatement une grande quantité de vapeurs blanches, excitant la toux, formées de chlore gazeux. On doit se retirer aussitôt pour ne point respirer ces vapeurs irritantes, et fermer la porte d'entrée pour faciliter leur concentration dans l'étable ; au bout d'une heure, la fumigation sera suffisante ; on pourra alors ouvrir les portes et fenêtres de l'étable pour laisser échapper les vapeurs, et la désinfection se trouvera opérée.

Lorsque les étables sont surmontées de greniers à foin, on pourra aussi enlever la couche supérieure du foin et l'ensevelir ; les émanations échappées de l'étable ont pu l'altérer. Ce foin pourrait donc être nuisible pour les bestiaux qui s'en nourriraient.

Enfin les bons effets constatés de l'essence de térébenthine m'ont porté à conseiller d'en répandre quelque peu , le soir, dans l'étable , après la rentrée des animaux.

3° *Moyens préservatifs de l'hérédité.* — Le propriétaire devra exclure de ses étables , se défaire sans distinction de toutes les bêtes bovines affectées de toux ancienne et de toutes celles qui, quoique mangeant bien, restent maigres, la peau adhérente aux côtes, et les poils ternes et hérissés.

Les mâles seront châtrés, engraissés et vendus pour la boucherie. Les femelles, quelles que soient d'ailleurs leurs qualités , ainsi que les élèves qui en proviennent , seront également engraissées et livrées à la consommation

Pour l'exécution d'une mesure si sage, on rencontrera sûrement des obstacles de la part même des plus intéressés (les cultivateurs), qui ne veulent pas croire à la gravité d'une toux chez un animal qui travaille , donne du lait , et surtout qui mange bien ; ils mettraient sous cloche un animal grand mangeur, tandis que le vétérinaire se méfie avec raison d'un grand appétit soutenu. Cet acte gastronomique ne prouve donc rien , et désapprouve souvent : combien voyons-nous d'animaux phthisiques dévorer jusqu'à leur litière . tandis que des animaux se portant bien ne pas manger toujours la ration ordinaire qui leur est destinée.

Pour engager le cultivateur à cette réforme, afin d'exclure la phthisie de ses étables, voici un moyen qui, nous le croyons, pourrait avoir quelqu'efficacité :

Ce serait d'établir, dans les communes où les bêtes bovines sont fréquemment affectées de maladies de poitrine, quelle que soit leur nature, un taureau banal acheté et entretenu aux frais de la commune, et dont la saillie serait gratuite. Pour avoir droit à cette saillie, le propriétaire devrait être porteur d'un certificat de santé et autant que possible de belle conformation de chaque vache qu'il présenterait.

Les vétérinaires étant les plus aptes à juger de la santé de l'animal, le garde-taureau, qui pourrait être un bon cultivateur placé au centre de la commune, devrait exiger que ces certificats provinssent autant que possible d'un vétérinaire bréveté. Ces certificats resteraient aux mains du garde-taureau, afin d'éviter tout abus.

Par ce moyen fort simple, on parviendrait à exclure en quelques années la phthisie des communes où elle est le plus répandue, tout en améliorant la conformation des animaux de la localité.

Les certificats seraient imprimés et distribués en blanc aux cultivateurs, à leur demande, par le garde taureau ; le vétérinaire n'aurait qu'à remplir les blancs ; ses honoraires ne consisteraient donc que dans la visite, estimée à un franc.

Voici un modèle de certificat : « Je certifie avoir visité ce jour une vache (*indiquer la race, l'âge, la robe et la taille*) que m'a présentée le sieur Q....., laboureur à G...., en la commune de F..., laquelle vache m'a offert les signes de la santé et surtout ceux d'une bonne poitrine. »

Pourquoi jai délivré le présent à S.... le   18

A., *vétérinaire.*

———

Je terminerai par l'exposition de quelques faits pris parmi d'autres cas semblables :

1° Le 14 novembre 1852, le sieur D. vint me chercher pour donner mes soins à un veau. Cet appel de vétérinaire, parfois à 10 ou 12 kilomètres de sa résidence, pour un animal d'une valeur aussi minime, surprendrait en toute autre circonstance que pour une maladie de la nature de la péripneumonie ; mais ici ce n'est pas précisément pour guérir un veau que le vétérinaire est appelé, c'est pour arrêter l'extension d'une maladie à la contagion de laquelle les veaux eux-mêmes ne sauraient résister ; c'est pour combattre une maladie grave jusque dans ses racines, afin d'en prévenir la réapparition sur d'autres animaux ; car si la péripneumonie est une maladie générale de l'organisme, elle peut être aussi générale dans les étables qu'elle parcourt, ayant ses individus d'élection comme elle a ses organes d'élection. Je me rendis le jour même chez ce cultivateur, qui me conduisit dans une de ses étables où il me présenta un veau de huit mois offrant tous les symptômes de la phthisie la plus avancée. Un anti-contagiòniste, en absence de cause déterminante connue, aurait certes été porté à diagnostiquer sur un aussi jeune animal, une phthisie héréditaire; le fermier me dit que ce veau présentait, huit jours avant, les signes d'une santé parfaite; qu'il n'avait jamais été malade jusqu'à ce moment où il avait cessé tout-à-coup de manger; que la maladie dont ce veau présentait les symptômes n'était pas nouvelle chez lui; que depuis quatre mois, au contraire, elle lui avait tué six vaches et plusieurs taureaux, et il me donna les renseignements suivants sur l'apparition de cette maladie dans ses étables: Au mois de juin dernier, dit-il, j'appelai un châtreur pour opérer deux taureaux; l'opération exécutée par le procédé usuel (le bistournage) n'a rien offert de remarquable; il est à noter seulement qu'un des taureaux à opérer était maigre et atteint d'une toux déjà ancienne. Ce taureau, dans les jours immédiatement consécutifs à l'opération, tombe malade; l'opérateur, appelé en consultation, suppose l'affection légère; mais les jours suivants, la maladie ayant fait des progrès alarmants, l'opérateur se prononce pour l'incurabilité. Abandonné alors à la toute puissance du mal, ce taureau ne résista plus que quelques jours à son intensité. Pendant sa maladie, il continua autant qu'il le put de fréquenter les mêmes pacages que les vaches et les élèves que possédait alors D., tandis que la nuit il était mis avec quatre bœufs, dans une étable séparée, très-spacieuse, ayant toutefois une crèche isolée.

Dans le courant du mois de juillet, une vache tombe malade sans cause appréciable, et présente la plupart des signes maladifs qu'avait offerts le taureau ; malgré les soins qu'on lui prodigue, la malade succombe en peu de jours. Pendant les mois d'août et de septembre, un taureau, puis plusieurs vaches, tombèrent successivement malades : on constata encore l'identité dans les signes maladifs que présentèrent les nouvelles victimes. Vers la fin de septembre, une vache parut entrer en convalescence, et fut vendue à la veuve G. Consulté par cette femme sur l'état de ladite vache, je l'engageai à se mettre en règle contre D., qui reprit sa vache. Cette vache était restée six jours dans l'étable de la veuve G., avec deux vaches qu'elle possédait depuis assez de temps. Ayant eu l'occasion, trois mois après, de m'informer, auprès de cette femme, s'il n'était rien résulté du contact de la vache malade avec ses deux vaches, elle m'affirma que ses vaches étaient tombées malades peu de temps après, qu'elles avaient été assez souffrantes, mais s'étaient néanmoins rétablies à l'aide d'un traitement.

Au mois d'octobre, la maladie régnait encore sur plusieurs vaches de D., qui, voyant l'inutilité de ses soins, abandonne ces vaches aux efforts de la nature. Deux vaches abandonnées ainsi devinrent d'une maigreur effrayante, sans cesser complètement de manger, et ne succombèrent pas.

Le 6 novembre, un veau de huit mois cesse de manger; les jours suivants il se plaint, respire difficilement, et présente en un mot les mêmes symptômes que les premiers animaux qui ont succombé : c'est alors que D. vint réclamer mes soins, le huitième jour de la maladie; j'engageai ce fermier à ne donner aucun soin à ce veau, qui me parut n'avoir plus que quelques jours a vivre, et à le retirer immédiatement de l'étable où il couchait avec les vaches restantes. Il succombe le dix-huit novembre; j'en fis l'autopsie : la maladie avait envahi tout le côté gauche de la poitrine. A peine eut-on désarticulé quelques côtes qu'apparut cette épaisse couche de matière plastique blanchâtre si caractéristique de la péripneumonie, et attachant le lobe pulmonaire aux côtes ; ce lobe était volumineux, pesant, ses altérations offraient de l'uniformité et lui donnaient la couleur du marbre gris ; le liquide pleural, en petite quantité, était blanchâtre. demi-transparent.

Pendant mon séjour à la ferme, une vache au pâturage n'ayant point voulu manger, on me la fit voir, je constatai l'existence de la péripneumonie entrant à sa période d'état. Deux fortes saignées à trois jours d'intervalle, une friction d'essence et plusieurs doses d'émétique la rétablirent. Deux des bœufs qui avaient cohabité avec le premier taureau malade présentèrent des symptômes de la maladie, l'un à sa période de début, et l'autre à sa période d'état ; une forte saignée et une friction d'essence les rétablirent assez pour que le fermier crût pouvoir les vendre quelque temps après. Cependant ces bœufs, âgés de huit ans, achetés par le sieur M. et mis dans des pâturages, à l'engrais, avec d'autres bêtes bovines, prirent difficilement la graisse, et quelque temps après la maladie régnait sur les bestiaux de M., qui en perdit cinq. Enfin d'autres vaches et des veaux du sieur D. tombèrent encore malades, et, traités, ne succombèrent pas. La facilité de guérison sur ces derniers animaux me porta à admettre que nous étions arrivés à la période de déclin de la maladie.

Le 25 décembre, le sieur D. vint me dire que la maladie paraissait s'être calmée; et, en effet, elle ne reparut plus depuis. Une étable provisoire, en chaume, avait été pratiquée dans un lieu isolé, où on avait mis les vaches et les élèves encore sains , et un mois après il n'existait plus aucun symptôme de la maladie dans cette ferme.

2° Le 3 novembre 1853 , le sieur F. vint me chercher pour donner mes soins à une vache ; arrivé chez ce fermier , il me présenta , dans une étable , une vache de 8 ans offrant les symptômes d'une phthysie au deuxième degré. Deux saignées avaient été inutilement pratiquées par son vétérinaire , et depuis quatre jours l'animal avait complètement cessé de manger. J'engageai F. à ne faire aucun soin à cette vache et à la retirer immédiatement de l'étable , où sa présence était nuisible pour les autres animaux.

Voici une disposition des étables de ce fermier, qui devient explicative de l'influence exercée tout à la fois par les causes productrices et la contagion de cette maladie.

En effet , l'étable des bœufs et celle des vaches peuvent contenir un même volume d'air ; celle des bœufs est carrée et d'une élévation suffisante ; elle renferme 6 bœufs qui y paraissent convenablement logés ; celle des vaches est basse et en carré long : elle compense donc en longueur la hauteur qui lui manque , mais elle est occupée par dix vaches et six élèves ; aussi n'est-ce que par leur extrême rapprochement que ces animaux peuvent s'y loger ; ces deux étables sont adossées , et une ouverture de cinquante centimètres carrés est pratiquée dans le mur mitoyen , qui donne ainsi accès à l'air d'une étable dans l'autre. Ajoutons que le fermier avait l'habitude , le soir , de clore toute ouverture extérieure capable de donner accès au moindre courant d'air.

Voici maintenant les renseignements qu'il me donne sur l'apparition de la péripneumonie dans ses étables , et sur la marche qu'elle a suivie. Au mois de janvier dernier , dit-il , une génisse de 3 ans , qui toussait depuis un an sans paraître autrement incommodée, tombe malade, perd l'appétit , cesse de donner du lait , maigrit et meurt au bout de 20 jours de maladie ; une grosseur s'était développée au poitrail vers le douzième jour. Au commencement de mars , une vache de six ans tombe malade sans cause appréciable , elle se plaint, respire difficilement, tousse, cesse de manger , et , malgré tous les soins , succombe au bout de trois semaines. A partir du mois d'avril jusqu'à la fin de juillet , aucun animal ne parut malade (il est bon de dire que , pendant ce temps , les animaux prirent exclusivement leur nourriture au pâturage et n'entraient que la nuit à l'étable) ; quoi qu'il en soit , au commencement d'août un bœuf tombe malade , puis successivement deux autres ; après bien des soins ces trois bœufs ne

succombèrent pas , toutefois ils devinrent si maigres que le cultivateur crut ne devoir pas les faire
travailler dans un moment pourtant où il en avait
extrêmement besoin. A quoi attribuer l'apparition
de la péripneumonie sur ces bœufs convenablement logés et ne fréquentant point les paccages
des vaches? L'ouverture de communication des
étables me parut la seule cause admissible. Vers
la fin de septembre, une vache de quatre ans cesse
de manger et présente les autres signes maladifs
constatés sur les premières qui ont succombé , elle
périt aussi après vingt jours de maladie , il lui survint une grosseur sous la ganache quelques jours
avant sa mort. Le 29 octobre , une vache de 8
ans tombe malade, les jours suivants la maladie
s'aggrave et s'accuse par les mêmes symptômes
que chez les premières victimes ; c'est alors que
F. vint réclamer mes soins le 3 novembre. Je lui
conseillai de retirer de l'étable et d'abandonner
cette vache , qui mourut quinze jours plus tard ;
il lui survint une grosseur sous la poitrine, peu de
jours avant sa mort; je procédai ensuite à la visite
des vaches et des élèves habitant la même étable;
deux vaches et trois élèves me présentèrent les
symptômes du début de cette maladie ; on saigna
les vaches, qui se rétablirent assez facilement ;
les élèves furent plus longtemps malades, l'un
d'eux fut saigné deux fois, indépendamment de

l'émétique à la dose de un gramme, administré pendant plusieurs jours; aucun mieux ne se manifestait encore, lorsque je conseillai à F. de faire une friction vigoureuse d'essence de térébenthine sur les côtes : deux jours après cet élève entrait en convalescence. Un bœuf de 3 ans devint malade au commencement de décembre : il fallut trois saignées et deux frictions d'essence pour le rétablir. D'autres animaux devinrent encore malades, mais ils se rétablirent assez aisément ; d'où je conclus que la maladie touchait à son déclin ; au mois de janvier 1854, la maladie avait disparu.

F. a un frère et un gendre occupant les deux fermes les plus voisines de la sienne. Leurs pâturages sont voisins et les abreuvoirs communs. Aucun moyen d'isolement n'ayant été mis en usage pendant l'existence de la maladie chez F., son frère ne tarda pas à en souffrir. Deux bœufs, dans le courant de mars 1854, furent successivement atteints de la péripneumonie, et furent vendus à un boucher, à une période déjà avancée de la maladie.

Quelques vaches en furent également atteintes, deux succombèrent.

Enfin le gendre de F. vint me chercher le 2 octobre suivant pour traiter un bœuf qui toussait ; je constatai le début de la péripneumonie ; une saignée et une friction d'essence furent immédiatement pratiquées ; bien que le sang eut une légère teinte de lavure de chair , on fit une forte saignée ; plusieurs doses d'émétique complétèrent le traitement de ce bœuf, qui fut bientôt en convalescence. Ce fermier me fit voir un autre bœuf qui était malade depuis quinze jours, sans paraître encore entrer en convalescence , malgré tous les soins ; on lui fit une moyenne saignée et une friction d'essence ; ce bœuf n'était point encore en convalescence le 8 octobre , j'ordonnai une nouvelle saignée , et il se rétablit assez promptement. Le gendre de F. me demanda pourquoi il n'y avait que lui et ses parents qui avaient la maladie dans leurs étables parmi tous les cultivateurs des environs , où il avait pris des informations ? La fréquentation de vos animaux est la seule explication, lui dis-je, car la maladie a un caractère contagieux. Il vit bien alors le tort qu'avait eu F. de ne pas renfermer ses animaux dès le début de la maladie, dans ses étables, afin d'éviter des communications qui leur ont été si funestes.

3° Le 17 février 1854, le sieur O. vint me chercher pour le traitement d'un bœuf de cinq ans. Ce bœuf ne mangeait point depuis trois jours ; une saignée avait été faite sans amélioration sensible, et l'on désirait avoir mon avis sur la possibilité d'une guérison. Le bœuf avait conservé son embonpoint , mais la perte de l'appétit, l'accélé-

ration de la respiration déjà entrecoupée et plain-
tive, l'adhérence de la peau aux côtes, la couleur
terne des poils me donnèrent peu d'espoir du succès ; ces symptômes , la respiration entrecoupée
et l'adhérence de la peau aux côtes sont caractéristiques non de l'inflammation du tissu pulmonaire , mais bien de son induration, ainsi que j'ai
pu m'en convaincre bien des fois dans le cas de
pneumonie franche se terminant par induration ;
si donc ces symptômes apparaissent très-promp-
tement dans le cas de péripneumonie, c'est qu'ici
l'induration est primitive et que les phénomènes
inflammatoires observés ne sont que secondaires
et presque nuls. Toutefois je dis à O. que, malgré
l'existence chez son bœuf de ces symptômes assez graves, tous les moyens de traitement n'ayant
pas été mis en usage comme ils auraient dû l'être
tout d'abord , je lui conseillai quelques jours de
soins ; plusieurs doses d'émetique et une vigoureuse friction d'essence de térébenthine pratiquée le jour même, amenèrent une prompte convalescence de ce bœuf. Le même jour, une vache
ayant refusé de manger , on me la fit voir ; la péripneumonie entrait à sa seconde période ; traitée
par notre méthode actuelle , elle se rétablit. O.
me dit que la maladie avait débuté chez lui par
deux élèves de six mois, dont l'un avait été élevé
chez lui et l'autre acheté en foire. Ces deux jeunes

animaux , qui se trouvaient grandement logés, a-
vec quatre bœufs , dans une étable isolée , ne
cessèrent pas de manger: ce n'est que la maigreur
et les mouvements très-prononcés des flancs qui
seuls éclairèrent le cultivateur sur leur état mala-
dif ; ils se rétablirent d'eux-mêmes.

4° Le 18 août 1854 , madame Ph. me fit appeler
pour donner mes soins à une vache de cinq ans.
Elle me donna pour renseignements que cette vache , qu'elle possède depuis quelques mois seulement, était très-maigre lorsqu'elle en fit l'acquisition, mais que son vendeur l'avait tranquillisée en
lui déclarant que ladite vache avait été mal nourrie chez lui ; cette vache , abondamment nourrie
alors avait pris de l'embonpoint, et le jour de ma
visite, la vachère, en entrant le matin dans l'étable , ne lui trouvant point l'air malade , voulut la
mener au pâturage ; mais avant d'arriver au pa-
cage elle s'aperçut que cette vache réspirait difficilement et avec bruit , ce qui l'engagea à la ra-
mener à l'étable — Je diagnostiquai la péripneumonie débutant par les bronches ; trois saignées
et deux frictions d'essence la rétablirent. Bien que
l'étable qui renfermait quatre vaches fût très-spacieuse , je dis à madame Ph. qu'il serait prudent
de placer la malade dans un local isolé ; ne lui
trouvant point l'air bien malade , on ne crut pas
devoir prendre cette précaution, mais le 14 octo-

bre suivant, au grand étonnement de madame Ph.,
une génisse de deux ans offre les mêmes symptômes que la vache et se rétablit aussi après deux
saignées et une friction d'essence — Les deux autres vaches restèrent saines.

5° Le 12 septembre 1855., mademoiselle R. me
fit appeler pour traiter une vache de six ans. On
me donna pour renseignements que cette vache,
depuis 24 heures avait cessé de boire et de manger. Ne lui trouvant pas l'air triste, la tête au contraire très-éveillée, on crut que le défaut d'appétit provenait d'un obstacle existant dans la bouche
ou la gorge, et on fit venir un maréchal, qui ne
lui apporta aucun soulagement, pourquoi on avait
jugé à propos de m'appeler. Je diagnostiquai la
péripneumonie débutant par l'organe pulmonaire,
et je fis une forte saignée et une friction d'essence;
le lendemain, la vache ne cherchant point encore
à manger, mademoiselle R. crut à une erreur de
diagnostic de ma part, et j'eus beaucoup de peine
à la faire consentir à une seconde saignée ; mais
le 17 septembre, après trois saignées, deux frictions d'essence et plusieurs doses d'émétique, la
vache entrait en convalescence — Mademoiselle
R. me dit qu'une autre vache avait déjà été at-
teinte de la même maladie quelque temps avant,
et qui, ayant été traitée par la médication diuré-
tique par l'empirique qu'elle avait fait appeler,

etait morte le huitième jour de la maladie. Une autre vache placée à côté de la dernière vache malade resta saine.

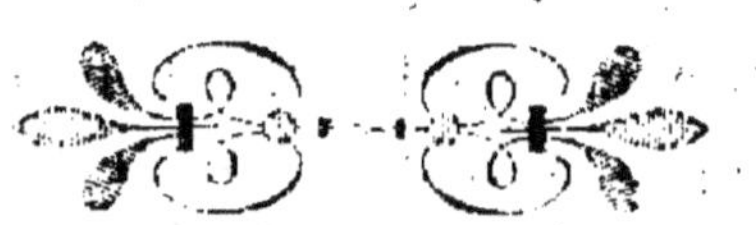

TABLE.

PAIMBŒUF. — IMPRIMERIE D'EUGÈNE FETU.